U0947217

·专科护理与管理系列丛书·

内分泌科专科护理服务能力与管理指引

主 编 黎仁兰 刘雪莲 唐 哲

辽宁科学技术出版社
LIAONING SCIENCE AND TECHNOLOGY PUBLISHING HOUSE
拂石医典
FU SHI MEDBOOK

图书在版编目（CIP）数据

内分泌科专科护理服务能力与管理指引/黎仁兰，刘雪莲，唐哲主编．—沈阳：辽宁科学技术出版社，2019.10

ISBN 978－7－5591－1294－1

Ⅰ.①内…　Ⅱ.①黎…②刘…③唐…　Ⅲ.①内分泌病－护理学　Ⅳ.①R473.5

中国版本图书馆CIP数据核字（2019）第202808号

出版发行：辽宁科学技术出版社
北京拂石医典图书有限公司
地　　址：北京海淀区车公庄西路华通大厦B座15层
联系电话：010-57262361/024-23284376
E－mail：fushimedbook@163.com
印 刷 者：三河市双峰印刷装订有限公司
经 销 者：各地新华书店

幅面尺寸：140mm×203mm
字　　数：293千字　　印　　张：11.375
出版时间：2019年10月第1版　　印刷时间：2019年10月第1次印刷

责任编辑：李俊卿　　责任校对：梁晓洁
封面设计：潇　潇　　封面制作：潇　潇
版式设计：天地鹏博　　责任印制：丁　艾

如有质量问题，请速与印务部联系　联系电话：010-57262361

定　　价：45.00元

编委会名单

主　审　金醒昉

主　编　黎仁兰　刘雪莲　唐　哲

副主编　杨鸣春　董　颖　刘红丽　王梦婕

编　者　彭葆坤　翁晓春　程俊娴　杨永萍

郭丽荣　王　婷　字　吟　李春丽

胥红丽　吕翠荣　张美芬　陈金金

徐　霞　孟月芳　李星蕊　王简艳

李丽梅　晏圆婷　李　思　李　捷

王　丽　杨　瑛　杨民慧　邹爱容

李　春　周松兰　梅　聪　黄洁杰

郑　倩　林　斌　朱丽芹　王　瑛

周　琼　熊　清　李清竹　颜穗珺

《专科护理与管理系列丛书》

前　言

随着我国医疗卫生事业的蓬勃发展，护士在健康管理、疾病预防、急危重症救护、患者照护、慢病管理、老年护理等各个领域将迎来新的机遇和挑战，在这样的新形势下，临床专科护理服务能力已成为体现护理专业内涵、确保患者安全的重要保证之一。

为适应医学学科的发展和患者的需求，昆明市延安医院护理部组织各临床专科护理管理人员，在查阅大量相关资料的基础上，结合临床工作实际共同编写了《专科护理与管理系列丛书》，本丛书有三大特点：

一是具有严谨的科学性和先进性。丛书以护理程序为框架、以优质护理为方向，落实责任制整体护理，结合临床专科建设与管理指南，重点研究专科护理工作的要求，找准专科护理的要点，对护理工作进行全面、全程的管理，以提高临床护理能力，不断提升护理管理水平，建立护理服务的长效机制。

二是具有较强的实用性和可操作性。丛书密切结合临床，详细介绍了各专科常见疾病的护理要点和护理技术、专科危急重症抢救与护理、护理质量控制与管理，对规范护理人员的职业行为、提高专业技术能力将起到很好的指导作用。

三是体现专业化、精细化。本丛书内容丰富翔实，阐述流畅严谨，编排层次清晰，切合现代护理管理及临床专科护理的实际，可供各级各类医院护理管理、临床护理、护理教学人员参考阅读。

医学发展日新月异，护理专业迅猛发展，希望通过这样一套兼顾实用性与针对性的丛书，切实帮助各级各类医院进一步完善护理服务体系，提高护理技术水平，提升专科服务能力，改善护理服务质量。期待各位护理人员立足当下，创新发展，促进护理服务精准对接人民群众的健康需求，在“健康中国”建设的宏伟蓝图中画上浓墨重彩的一笔。

2019 年 8 月

目录

≪第一章

内分泌科病室的设置与管理

医院环境是指健康照顾的环境或患者住院的环境，医院环境的好坏直接影响患者的治疗效果。整洁、安静、安全、舒适的医院环境能改善患者的心态，对促进患者的健康和康复具有积极的意义。

第一节　病室的设置

内分泌科的患者大多是老年人，行动不便，生活自理能力下降或丧失。从关注患者的安全出发，内分泌科病室除应具备其他专科病室的一般条件外，还必须注意兼顾患者的生理安全、治疗方便及康复功能锻炼等问题。下面重点介绍内分泌科病室的建筑布局和设施配置。

一、建筑布局

病室设两人间、三人间病房等，另外设抢救室和宣教室，不设门槛，宽度以病床能出入为标准。相对分为患者区、工作区和公共区。工作区即工作人员办公、操作准备、物品存放的区域。公共区则视条件而设，装有扶手和呼叫装置。总之，病室建筑布局应将清洁区和污染区分开，以防止院内感染，方便患者，有利于各种诊疗和护理工作的开展。

二、设施配备

（一）病房的基本配备与特殊要求

1. 病房　每床占用面积 $6 \sim 7m^2$，两床距离 $1 \sim 1.5m$，室内安装日光灯、地灯、纱窗、活动式窗帘等，每个床单位（病床带手柄/轮/护栏）有固定设备。抢救室最好安置在医护办公室附近，以便于医护人员从室外随时观察患者情况。

2. 走廊　宽敞明亮，地面防滑，两旁应安置扶手，以辅助患者功能锻炼及行动不便时行走；墙壁上悬挂医护人员照片、疾病健康宣教等。

3. 盥洗室、厕所　蹲式装置且装有扶手，为行动不便的患者提供方便或借力。

4. 患者宣教室　备实物模型、示教笔、示教设备，健康教育挂图，以便给患者做健康宣教、规范胰岛素注射使用。

（二）护理设备

1. 运送患者工具　有多功能担架、推车、轮椅、氧气袋等。以供危重、意识障碍或肢体活动障碍患者外出检查、治疗时使用。

2. 预防压疮的设备　海绵垫、气垫床、压疮垫、翻身垫、减压贴、软枕。

3. 观察仪器　多功能床旁监护仪、中央遥测仪、快速血糖仪等。

4. 抢救设备　除颤仪、简易呼吸机、心电图机、简易呼吸器等。

第二节　病室的管理

病室管理是医院管理的一个重要组成部分，在管理过程中，管理者通过合理分配和利用组织资源对病室工作进行管理，使护理系统保持持续的最佳运转，提高护理质量，更好地为患者服务。

内分泌科病室要做到整洁、安静、舒适、安全，并使各项工作高效有序地开展，必须重视护士的人员编制、人员素质、岗位职责及护理质量控制的管理。

一、人员编制

1. *加强护理病房* 安置病情危重的抢救患者，护士需要对患者病情进行严密监测、抢救、护理，并熟练操作和维护各种抢救仪器设备，因此，需配备从事专科护理工作3年以上，技术熟练，富有经验的护士担任这项重要的护理工作。一般护士和患者的比例为2:1。

2. *普通病房* 接收病情基本稳定但随时可能发生病情变化的患者、生活不能自理的患者以及无加强护理病房的所有内分泌科患者，护士需注意观察病情变化，协助患者日常生活，进行相关疾病的健康指导等。护理工作量较大，护理人员与患者之比为0. 4:1。

二、人员素质

内分泌科具有患者多、护理工作量大、技术要求高等特点，要求护士具备良好的道德素质、心理素质、科学素质、业务素质及身体素质，才能为患者提供最佳的护理服务。

第三节 护理人员的管理

一、护理人员管理制度

（一）护士管理规定

1. 本规定所称护士，是指经执业注册取得《中华人民共和国护士执业证书》（简称《执业证书》），依照《护士条例》规定从事护理活动履行保护生命、减轻痛苦、增进健康职责的本院护理专业技术人员。

2. 护士执业注册有效期为5年，护士必须按规定及时完成延续注册，未经护士执业注册者不得单独从事护理工作。

3. 护士执业过程中必须遵守卫生法律法规、规章制度、技术规范、指南和职业道德。

4. 护士必须按照《护理人员培训与考核管理办法》完成培训及考核。

5. 护士应接受在职培训，完成规范化培训，积极参加继续医学教育。

6. 护士应对其护理行为负责，热情工作，尊重每一位患者，努力为患者提供优质的护理服务。

7. 护士应养成诚实、正直、慎独、上进的品格和沉着、严谨、机敏的工作作风。

8. 护士应通过实践、教育、管理、学习等方式努力提高专业技术水平。

9. 护士的使命是体现护理工作的价值、促进人类健康，护士应与其他医务人员合作，为提高整个社会的健康水平而努力。

10. 护士因个人原因要求调离时，必须本人提出申请，报护理部后上报分管院长、院领导审批，方可调动。

（二）进修护士管理规定

1. 进修人员须持单位介绍信、进修申请、执业证书复印件、身份证复印件、毕业证复印件、小一寸照片（一张），在规定时间内到护理部办理报到手续。

2. 进修护士由护理部与科室协同管理，由护士长指定专人负责带教，不得单独值班。

3. 进修护士自觉遵守医院、科室的规章制度，遵守宿舍管理的有关规定，服从管理，严格遵守劳动纪律。

4. 进修期间凡未经批准擅自回原单位或更改进修计划者，将终止其进修资格。

5. 进修期间按计划进行学习，不得擅自提前或延长进修时间或自行转科进修，如因特殊情况须原单位与医院护理部函商同意后方可办理有关手续。

6. 进修护士应积极参加医院、科室组织的学术讲座、专科护理学习，努力提高自身综合素质。

7. 进修结束前1周，认真完成个人总结，科室护士长、带教老师填写《进修考核表》，经护理部审核后方可办理离院手续。

（三）见习护士管理规定

1. 本规定所称见习护士，是指进入医院工作1~2年未取得《执业证书》及未通过执业注册的护理人员，若2年内未获取《执业证书》将取消见习资格。

2. 见习护士必须参加岗前培训，认真完成培训计划，经考核合格后方能上岗。

3. 见习护士必须遵守卫生法律法规、规章制度、技术规范、指南和职业道德，服从管理。

4. 见习护士由护士长安排临床经验丰富、认真负责的主管护师进行带教，不得单独排班。

5. 见习护士必须服从调配，如因个人原因需辞职，必须履行协议，递交辞职申请，办理终止协议手续，方可离开医院。

（四）护理专业实习生（以下简称“护生”）管理规定

1. 护生必须严格履行实习护生职责，按照《临床护理实践教学计划》完成实习任务，工作中认真负责、勤学好问，做到服务细致周到。

2. 护生必须严格遵守医院的各项规章制度和劳动纪律，服从管理和安排。

3. 护生应培养慎独、求实的工作作风，工作中发现差错应及时报告带教老师，由科室妥善处理，避免对患者造成伤害。

4. 护生应主动、积极参加护理教研室或科室组织的各种学术活动。

5. 各科实习结束前，护生应按时完成自我鉴定，由带教老师对其进行综合考核、填写实习鉴定，护士长审核签字。

6. 护生实习结束前，由实习组长统一报护理部，经护理部审核盖章后办理离院手续。

二、护理人员岗位管理制度

为进一步加强护士队伍的建设，完善护理人员调配制度，充分调动护理人员的积极性，促进护理队伍的稳定与健康发展，特制订护理人员岗位管理制度。

1. 各科室按照“科学管理、按需设岗、保障患者安全和临床护理质量”的原则合理设置护理岗位，明确科室护理人员的岗位职责、任职条件、工作质量标准、工作流程等。

2. 根据工作性质、工作任务、责任轻重和技术难度等要素，对岗位所需护士进行分类分级，使得人员能力与岗位要求相匹配，实现护士的身份管理转变为岗位管理。

3. 合理配置护士，不同岗位的护士数量和能力素质应当满足工作需要，临床一线护士的配置应结合岗位的工作量、技术难度、专业要求和工作风险等要素，合理配置、动态调整，保障护理质量和患者安全。

4. 严格落实《护理人员绩效考核制度》，将护士护理患者和完成护理工作的数量、质量、技术难度、患者满意度等要素作为绩效考核重点，并将考核结果作为护士收入分配、奖励评优的重要条件，体现多劳多得、优绩优酬、同工同酬。

5. 护士的职称与其临床岗位的工作职责、能力要求等相适应，护士的职称晋升应侧重临床一线护理岗位，注重临床实际工作表现和能力。

6. 根据护士的实际业务水平、岗位工作需要以及职业生涯发展，完善并落实《护士长培训计划》、《在职护士培训计划》、《新聘用护士培训计划》、《护理人员分层管理制度》，有针对性地开展培训工作，增强培训的科学性和实用性，不断提高护士队伍的专业技术水平和服务能力。

三、聘用护士管理办法

为适应医疗卫生体制改革和人事制度改革的需要，加强聘用护士的管理，特制订本办法。

（一）聘用条件

1. 遵守国家法律、法规和医院的规章制度。

2. 具有良好的职业道德。

3. 经国家正规院校护理专业培训毕业，取得中专及以上毕业文凭及《中华人民共和国护士执业证书》。

4. 具备聘用岗位职责要求的其他条件。

5. 身体健康，能坚持正常工作。

6. 经医院考试、考核合格。

（二）聘用程序和要求

1. 医院根据岗位需要公开向社会招聘。

2. 由人力资源部、护理部组织考试、考核。

3. 医院根据考试、考核的结果择优录用，确定受聘人，签订《劳动合同书》。

4. 《劳动合同书》由医院的法人代表与受聘人签订。

（三）聘用护士的考核与管理

1. 聘用护士的考察期为 1 ~ 3 个月。

2. 人力资源部负责聘用护士《劳动合同书》的签订和《劳动合同书》的管理，建立聘用护士人事档案。

3. 护理部负责聘用护士的业务培训、考核，并按时将聘用护士的考勤报人力资源部。

4. 聘用护士的考核按医院《护理人员分层培训与考核方案》执行，考核结果作为职称晋升、续聘、解聘的依据。

5. 财务处根据医院规定核发聘用护士的工资。

6. 工会负责监督《劳动合同书》的履行。

四、护理人员同工同酬制度

为稳定临床一线护士队伍，保证护士在执业活动中按时获取国家规定的工资报酬，享受相同的福利待遇和社会保险，特制订护理人员同工同酬制度。

1. “同工同酬”是指用人单位对于从事相同工作、付出等量劳动，并且取得相应劳动业绩的劳动者应支付同等的劳动报酬。同工同酬的条件为：

（1）劳动者的工作岗位、工作内容相同。

（2）在相同的工作岗位上付出了与别人同样的劳动工作量。

（3）同样的工作量取得了相同的工作业绩。

（4）不同种族、民族、身份的人同工同酬。

2. 严格执行《中华人民共和国劳动合同法》、《护士条例》的相关规定，护士执业有获取工资报酬、享受福利待遇、参加社会保险的权利，有获得与其所从事的护理工作相适应的卫生防护、医疗保健服务的权利。

（1）护士应享有的福利待遇包括工资、各种津贴以及在生育、疾病、伤残、休假、退休等方面的福利。

（2）建立科学的绩效考核机制，在护理人员队伍中实行“岗高薪高、以岗定酬、同工同酬、绩效工资”的分配制度，护士的收入分配、职称晋升、奖励评优等向临床一线倾斜，做到多劳多得、优绩优酬、同工同酬。

(3) 为聘用护理人员建立人事代理和社会保险代理关系，解决聘用护理人员的档案管理、技术职称评审考核、工资福利待遇调整等问题。

(4) 护士有按照国家有关规定获得与本人业务能力和学术水平相应的专业技术职务、职称的权利；有参加专业培训、从事学术研究和交流、参加行业协会和专业学术团体的权利。

(5) 护士执业有获得疾病诊疗、护理相关信息的权利和其他与履行护理职责相关的权利，可以对医疗卫生机构和卫生主管部门的工作提出意见和建议。

五、护士岗位职业防护制度

护士在执行医疗护理活动过程中存在诸多的不安全因素，是发生职业损伤的高危群体，根据《护士条例》规定及相关法律法规制订本制度。

1. 加强对接触化疗药物护士的化疗专科理论培训、自我防护意识的教育，以及化疗防护技能培训，强化预防观念，严格执行操作规程和安全防护措施，应用多种方法宣传职业安全与防护的重要性及重要意义，提高防护能力。

2. 从决策上重视安全防护，有相应的监督机制，组织和制订严格的防护方案，定期为护士进行体检，合理安排休假，保障护士的合法权益。

3. 集中对化疗药进行配置，避免护士在开放环境下配置化疗药；为病房配置锐器盒、安全留置针、无汞电子血压计及体温计、防护眼镜等保护性器具，把对护士的损害降低到最小程度。

4. 护理人员定期进行职业防护培训，掌握正确的自我防护技术，严格遵守安全操作规程。

5. 处理患者的排泄物、分泌物、呕吐物、血液污染的废物时，必须严格遵守消毒隔离制度，戴手套，避免直接接触，操作完毕认真进行手消毒并洗手。

6. 护士在工作中要注意力集中，操作规范熟练，严格执行安全原则，避免机械性损伤。

7. 发生针刺伤等职业暴露时，严格按照医院职业暴露相关流程进行处理上报。

8. 各特殊领域的科室根据专科特点制订本科室的防护制度并遵照执行。

六、护理人员职业健康监护制度

根据《护士条例》第三章的相关规定及卫生和计划生育委员会《职业健康监护管理办法》制订本制度。

1. 实行人性化管理，合理配置护理人员，设法改善工作环境、妥善处理人际关系，营造良好的工作氛围，医院为全体在职、在岗护理人员提供免费体检，建立职业健康档案。依据年龄体检如下：45 岁以上的护士（含 45 岁）每年体检一次，44 岁以下的护士每 2 年体检一次。

2. 关注护士的心理健康，进行心理辅导，调整护士的自身应对压力的有效方式，掌握减压的方法，定期举办相关讲座。

3. 从事直接接触有毒有害物质、有感染传染病危险工作的护士，依照有关法律、行政法规的规定接受职业健康监护，每年一次免费体检。

4. 对疑似职业病的护士应当按规定向卫生行政部门报告，并按照体检机构的要求安排其进行职业病诊断或者医学观察。

5. 对遭受或者可能遭受急性职业病危害的护士，应当及时组织进行健康检查和医学观察。

第四节　护理人员分层管理办法

为充分发挥护理人力资源管理效能，实现护理人员能级对应，提高护士人员综合素质，调动工作积极性，结合医院实际情况，制定本办法。

一、组织管理

护理部成立“护士分层管理工作组”，工作职责如下：

1. 建立并管理《护理人员分层管理档案》。

2. 完成各层级护士的资格审核与考核工作。

二、分层依据

改革身份管理办法，根据护理人员的工作能力、专业技术水平、工作年限、职称和学历等要素，对护理人员进行全面的评价，将护理人员分为“N0、N1、N2、N3、N4”五级。

三、任职资格及能力要求

（一）N0 级护士任职资格及能力要求

1. 基本掌握基础护理、技能及常见病护理常规。

2. 在上一级护士指导下能胜任本岗位的工作职责。

3. 中专毕业 3 年内或大专及以上学历毕业 1 年内，已通过“护士执业资格考试”，但未取得《护士执业证》、编内人员和已签订《高校毕业生毕业就业见习协议》的聘用护理人员，按医院要求完成新入职护士规范化培训。

4. 年度内参加护理部业务学习学时达到要求。

5. 熟悉相关卫生法律法规、行业标准和规章制度。

6. 具备一定的人际交往沟通和协调能力。

7. 年度内护理部组织的护理操作及理论考试合格。

8. 年度内病、事假累计不超过3个月。

（二）N1级护士任职资格及能力要求

1. 基本掌握基础护理技能及常见病护理常规，有较好的沟通能力，能独立评估和护理病情较稳定的患者。

2. 能胜任本岗位工作职责，按医院要求完成轮转培训。

3. 中专学历，在本院从事临床护理满3年的注册护士或大专及以上学历，在本院从事临床护理满1年的注册护士。

4. 年度内参加护理部业务学习学时达到要求。

5. 掌握相关卫生法律法规、行业标准和规章制度。

6. 具备良好的人际交往沟通和协调能力。

7. 年度内护理部组织的护理操作及理论考试合格。

8. 年度内病、事假累计不超过3个月。

9. 年度科室民主测评达到称职。

（三）N2级护士任职资格及能力要求

1. 具备独立分管病情较重患者的能力，熟练掌握基础护理、专科护理及常用急救技术，能独立准确评估、判断和处理本专业护理问题。按医院要求完成轮转培训，能胜任本岗位工作职责。

2. 任职资格及能力要求

（1）具有护师职称，中专学历，在本院从事临床护理满10年。

（2）具有护师职称，大专学历，在本院从事临床护理满5年。

（3）具有护师职称，本科学历，在本院从事临床护理满3年。

4. 具备参与临床教学和管理的能力。

5. 年度内参加护理部业务学习学时达到要求。

6. 具备良好的人际交往沟通和协调能力。

7. 掌握相关卫生法律法规、行业标准和规章制度。

8. 年度内护理部组织的护理操作及理论考试合格。

9. 年度病、事假不超过 3 个月。

10. 年度内科室民主测评达到称职。

（四）N3 级护士任职资格及能力要求

1. 具备独立分管急危重患者的能力，临床专科护理业务知识扎实，基础与专科护理技术熟练。掌握本专业及危重患者的病情观察、抢救及护理。

2. 医院要求完成轮转培训，能胜任本岗位工作职责。

3. 职称及学历要求

（1）本科及以上学历，在本院从事临床护理满 8 年，具有主管护师及以上职称。

（2）大专学历，在本院从事临床护理满 15 年，具有主管护师及以上职称。

（3）中专学历，在本院从事临床护理满 20 年，具有主管护师及以上职称。

4. 具备承担科室质量控制小组相关工作，参与或主持护理质量改进及不良事件讨论的能力。

5. 具备临床教学、科研和专科指导的能力。

6. 年度内参加护理部业务学习学时达到要求。

7. 掌握相关卫生法律法规、行业标准和规章制度。

8. 具备良好的人际交往沟通和协调能力。

9. 年度内护理部组织的护理操作及理论考试合格。

10. 年度病、事假累计不超过 3 个月。

11. 年度科室民主测评达到称职。

（五）N4 级护士任职资格及能力要求

1. 承担本专科复杂疑难患者的专科护理和个案管理，分析并及时解决患者的护理问题。

2. 组织和参与本专科护理常规、工作流程、护理质量标准及护理质量改进。

3. 有能力通过护理查房、会诊、专科护理门诊等形式拓展工作范畴。

4. 本科及以上学历，具有主管护师或以上职称，在本院从事临床护理工作满10年，相应临床专科经历满5年，按医院要求完成轮转培训。

5. 掌握本专业护理学科发展的前沿动态，积极组织专科的学术活动，有计划地推广专科护理新理论、新技术。

6. 掌握相关卫生法律法规、行业标准和规章制度。

7. 具备良好的人际交往沟通和协调能力。

8. 年度内病、事假累计不超过3个月。

9. 年度内科室民主测评达到称职。

四、工作职责

（一）N0 级护士工作职责

1. 在上级护士的指导下完成基础护理和基本护理技术操作。

2. 在上级护士的带教下参与夜班工作。

3. 完成医院授权的其他工作。

（二）N1 级护士工作职责

1. 在上级护士的指导下负责一定数量的患者，为所负责患者提供包括生活护理、病情观察、用药、治疗、康复和健康指导在内的全面、全程的护理服务。

2. 及时、准确完成护理文书，护理文书科学、简明，突出专科特点及重点内容。

3. 协助带教护士做好实习护生的带教。

4. 参加夜班值班。

5. 完成医院授权的其他工作。

（三）N2 级护士工作职责

1. 负责一定数量患者，为所负责患者提供包括生活护理、病情观察、用药、治疗、康复和健康指导在内的全面、全程的护理服务。

2. 落实重症患者的各项护理措施。

3. 指导并帮助下级护士完成护理工作。

4. 担任带教老师，严格按照《护理实践教学管理方案》履行带教老师工作职责。

5. 参加夜班值班。

6. 及时、准确完成护理文书，护理文书符合规范、简明，突出专科特点及重点知识。

7. 积极参与护理科研。

8. 完成医院授权的其他工作。

（四）N3 级护士工作职责

1. 负责或协助专科护士进行护理会诊。

2. 负责重危患者的管理和抢救，落实重症患者的各项护理措施。

3. 完成高风险、高难度护理操作。

4. 承担专科护理理论知识授课及护理技术培训、考核。

5. 主动学习并掌握新业务、新技术，协助开展新的护理项目。

6. 指导下级护士完成护理工作并监督护理质量。

7. 参加夜班值班。

8. 积极开展护理科研。

9. 完成医院授权的其他工作。

（五）N4 级护士工作职责

1. 负责本专科护理查房、病例讨论和护理会诊。

2. 负责对本专科（含跨病区专科患者）提供直接护理和健

康教育。

3. 指导下级护士完成护理工作。

4. 协调医疗、护理团队为患者提供整体护理。

5. 制订专科护理工作标准、护理质量评价标准，负责专科护理质量的评价与督导。

6. 加强对专科患者的巡视与病情观察，审核专科患者护理计划、护理措施并指导有效落实。

7. 负责专科护理培训及临床教学工作。

8. 积极开展并指导专科护理科研。

9. 完成医院授权的其他工作。

五、考核办法

1. 科室护理考核小组每年 12 月前完成对各层级护士的考核。

2. 各层级护士根据个人条件向科室护理考核小组提出层级申请，科室护理考核小组每年 12 月统一向护士分层管理工作组提出层级申请，护士分层管理工作组对申请者进行资格审核、考核。

第五节　护理人员分层培训方案

为贯彻落实《中国护理事业发展规划纲要（2016 -2020年）》、《医药卫生中长期人才发展规划（2011 -2020 年）》、《新入职护士培训大纲（试行）》、《卫生部关于实施医院护士岗位管理的指导意见》等文件精神，培养具有良好职业道德、扎实医学理论、专业知识和临床护理技能的临床专业化护理骨干，实现护理人员能级对应，现针对医院各层级护理人员任职资格及能力要求，特制订本方案。

一、培训目标

（一）建立规范的培训制度

建立与国际接轨的临床护士规范化培训制度，建成有规模的护理人员培训基地。

（二）提高整体素质

全面提高护士整体素质，培养一支具有良好的职业素质、思想素质及严谨的工作作风，全心全意为患者服务的高素质护理队伍。

（三）护士分层培训

护士经过分层培训，达到以下要求：

1. N0 级护士

（1）主动学习护理专业知识，具有护理专业热情。

（2）取得护士执业资格证。

2. N1 级护士

（1）有一定的专科领域护理知识和技能，能独立评估和护理患者。

（2）具有一定的风险评估及防范能力。

3. N2 级护士

（1）具有较强的专科领域护理知识和技能，能独立评估和护理重症患者。

（2）具有良好的人际交往沟通和协调能力。

（3）熟悉护理相关法律法规和规章制度。

（4）具有良好的风险评估及防范能力。

（5）具有一定的预防和处理应急情况的能力。

（6）具有良好的临床护理教育能力。

4. N3 级护士

（1）有扎实的专科领域护理知识和技能，能够发现和解决本专科领域患者的个体和群体的护理问题。

（2）能够积极接受、应用和推广新业务、新技术，能独立评估、解决患者临床问题，具有良好的人际交往沟通和协调能力。

（3）掌握护理相关法律法规和规章制度。

（4）具有较好的风险评估及防范能力。

（5）具有较好的预防和处理应急情况能力。

（6）具有较好的临床护理教育能力。

（7）具有一定科研能力，并能在省级及以上期刊发表论文。

5. N4 级护士

（1）熟练掌握本专业专科护理知识和技能，正确识别本专业和个性问题，为患者实施针对性的护理措施。

（2）具有协调本专科内医务人员相互关系的能力。

（3）掌握学科发展前沿动态，不断更新知识和技能。

二、培训与考核模式

（一）培训、考核方式

由护理部、系统、科室分层次对护理人员进行培训考核，考核包括“专业理论、专业技能、危重患者护理能力、护理风险应急、护理实践教学、护理管理、护理安全管理、继续教育、护理科研、专项活动和素质”等内容。

（二）各层级护士考核分值

见表 1－5－1。

表 1-5-1　各层级护士考核分值

项目		N0 级护士	N1 级护士	N2 级护士	N3 级护士	N4 级护士
专业理论	院级	15	15	12	12	12
	科级	15	15	12	10	8
专业技能	院级	10	6	6	4	4
	科级	20	16	10	6	6
危重患者护理		0	5	10	10	10
护理风险应急		10	10	10	10	10
护理实践教学		0	5	5	5	7
护理管理		0	2	5	8	8
护理安全管理		10	10	10	10	10
继续教育		0	3	5	5	5
护理科研		5	3	5	10	10
专项活动		5	5	5	5	5
综合素质		10	5	5	5	5

注：护理科研包括读书笔记、护理论文、护理科研项目等内容。

（三）培训依据

1. 护理人员规范化培训管理办法。

2. “三基、专科技能”培训、考核计划。

3. 护理人员应知应会内容。

4. 护士长参考《新入职护士与护士规范化培训考核手册》制订科室护理人员应知《新入职护士培训计划》、《在职护士规范化培训计划》，并严格按照“计划”落实各项培训工作。

三、管理办法

护理人员每月认真填写《护士规范化培训考核手册》，通过自评、科室护理考核小组考核、护理部审核等程序完成对各层级护士的考核。

四、“三基”和“专科技能”培训、考核方案

（一）培训目标

1. 熟练运用护理基本理论、基本知识、基本技能以及专科常见病、多发病护理技术。

2. 具备危重症患者的抢救配合能力、护患沟通技能和心理护理等技能。

3. 护理基本理论（80 分合格），基本技能（85 分合格），操作合格率 100%，考核率 100%。

（二）培训考核对象

全院护理人员。

（三）培训内容

1. 基础理论：《临床护理实践指南（2011 年）》、基础护理学，内、外科护理学，现代护理理论等学科知识。

2. 基本知识：护理心理学，护理文件书写及管理规范，医学伦理学，护理纠纷的防范等相关知识。

3. 基本技能：护理技术操作常规，专科护理技术操作规程。

4.《三级综合医院评审标准实施细则》中的护理管理和护理质量持续改进的相关内容。

（四）培训考核方式

按照《护理人员分层管理办法》，分层次组织各级护理人员进行“三基”和“专科技能”培训、考核。

（五）考核办法

1. 科室定期组织业务学习：每周组织 1 ~ 2 次科室小讲课，每月组织 1 ~ 2 次护理业务学习，每月组织 1 次护理业务查房，每季度组织 1 次读书报告会、1 次护理病例讨论。

2. 科室按照“三基”和“专科技能”培训安排，每月分层次组织培训及考核。

3. 科室每年组织N0级、N1级护士完成“27项基础护理技术”操作考核，并根据专科特点分层次组织护理人员完成“专科护理技术”、“危急重症护理技能”操作考核。

4. 护理部每半年分层次组织“三基理论”考核，每月对护士进行“三基专科技能”抽考。

（六）考核标准

见表1-5-2。

表1-5-2　各层级护士考核标准

考核项目		N0级护士	N1级护士	N2级护士	N3级护士	N4级护士
院级	参加护理专题讲座（次）	≥5	≥5	≥5	≥5	≥5
	参加护理业务查房（次）	≥1	≥1	≥1	≥1	≥1
	参加护理双语教学查房（次）	≥1	≥1	≥1	≥1	≥1
	参加护理疑难病例讨论（次）	≥1	≥1	≥1	≥1	≥1
	参加护士读书报告会（次）	≥1	≥1	≥1	≥1	≥1
	参加护理沙龙（次）	≥2	≥2	≥2	≥2	≥2
	承担护理业务学习（含讲座、查房、病例讨论等）（次）			≥3	≥3	≥3
	参加“三基理论知识”考核	≥2	≥2	≥1	≥1	≥1
	岗前培训	合格				

续表

考核项目		N0 级护士	N1 级护士	N2 级护士	N3 级护士	N4 级护士
科级	参加系统内、科室组织的业务学习（次）	≥18	≥18	≥6	≥6	≥6
	承担/主持系统内、科室组织的业务学习（次）			≥3	≥3	≥5
	参加科室组织的专科护理理论考核（次）	≥2	≥2	≥2	≥2	≥2
	参加科室组织的“三基操作”考核合格（次）	≥9	≥9	≥10	≥6	≥6
	参加科室组织的“专科技能”考核合格（次）	≥9	≥9	≥10	≥6	≥6
	岗前培训考核	合格				

五、新入职护士规范化培训

（一）培训大纲

1. 培训目的　根据《护士条例》等，结合推进优质护理服务工作要求，开展新入职护士的规范化培训。通过培训，新入职护士能够掌握从事临床护理工作的基础理论、基本知识和基本技能，具备良好的职业道德素养、沟通交流能力、应急处理能力，以及落实责任制整体护理所需的专业照顾、病情观察、协助治疗、心理护理、健康教育、康复指导等护理服务能力；增强人文关怀和责任意识，能够独立、规范地为患者提供护理服务。

2. 培训对象　进入护理岗位工作 2 年内的护士。

3. 培训方式、方法

（1）培训方式：理论知识培训和临床实践能力培训相结合。

（2）培训方法：护理专题讲座、双语教学查房、业务查房、疑难病例讨论、护理沙龙。

4. 培训时间

（1）基础培训：包括基本理论知识及常见临床护理操作技术培训。

（2）专业培训：包括各专科轮转培训，培训时间为24个月。

5. 培训内容及要求

（1）基本理论知识培训

①法律法规：熟悉《护士条例》、《侵权责任法》、《医疗事故处理条例》、《传染病防治法》、《医疗废物管理条例》、《医院感染管理办法》、《医疗机构临床用血管理办法》等相关法律法规制度。

②规范标准：掌握《临床护理实践指南》、《静脉输液操作技术规范》、《护理分级》、《临床输血操作技术规范》等规范标准。

③规章制度：掌握护理工作相关规章制度、护理岗位职责及工作流程，如患者出入院管理制度、查对制度、分级护理制度、医嘱执行制度、交接班制度、危重症患者护理管理制度、危急值报告及处置制度、病历书写制度、药品管理制度、医院感染管理制度、职业防护制度等。

④安全管理：掌握患者安全目标、患者风险（如压疮、跌倒/坠床、非计划拔管等）的评估观察要点及防范措施、特殊药物的管理与应用、各类应急风险预案、护患纠纷预防与处理、护理不良事件的预防与处理等。

⑤护理文书：掌握体温单、医嘱单、护理记录单、手术清点记录单等护理文书的书写。

⑥健康教育：掌握患者健康教育的基本原则与方法。健康教

育主要内容包括：出入院指导、常见疾病康复知识、常用药物作用与注意事项、常见检验检查的准备与配合要点等。

⑦心理护理：掌握患者心理特点，常见心理问题如应激反应、焦虑、情感障碍等识别和干预措施，不同年龄阶段患者及特殊患者的心理护理，护士的角色心理和角色适应，护士的工作应激和心理保健等。

⑧沟通技巧：掌握沟通的基本原则、方式和技巧，与患者、家属及其他医务人员之间的有效沟通。

⑨职业素养：熟悉医学伦理、医学人文、医德医风、护理职业精神、职业道德和职业礼仪等。

（2）常见临床护理操作技术培训：熟练掌握27项常见临床护理操作技术——洗手法、无菌技术、生命体征测量技术、标本采集法、穿脱隔离衣技术、物理降温法、血糖监测、口腔护理技术、经鼻/口腔吸痰法、雾化吸入技术、氧气吸入技术、导尿技术、心肺复苏术（CPR）、心电监测技术、除颤技术、口服给药法、胃肠减压技术、密闭式静脉输液技术、密闭式静脉输血技术、静脉采血技术、静脉注射技术、肌内注射技术、皮内注射技术、皮下注射技术、患者约束法、轴线翻身法、患者搬运法。

（3）专业理论与实践能力培训：按照《专业理论与实践能力培训内容及要求》，熟练掌握并运用专业理论知识与技能。

6. 考核方式和内容

（1）培训过程考核：考核内容主要包括医德医风、职业素养、人文关怀、沟通技巧、理论学习和临床实践能力的日常表现，基础培训结束后、各专科轮转结束后的考核等。

（2）年度考核：每年完成个人小结1份，撰写护理论文1篇，完成读书笔记≥6篇。

（3）培训结业考核

①理论知识考核内容：包括法律法规、规范标准、规章制

度、安全管理、护理文书、健康教育、心理护理、沟通技巧、医学人文、职业素养等基本理论知识和内、外、妇、儿、急诊、重症、手术等专业理论知识。

②临床实践能力考核内容：以标准化患者或个案护理的形式，抽取临床常见病种的3份病例（内科系统、外科系统及其他科室各1例）。根据患者的病情及一般情况，要求护士对患者进行专业评估，提出主要的护理问题，从病情观察、协助治疗、心理护理、人文沟通及教育等方面提出有针对性的护理措施，并评估护理措施的有效性，考核其中2项常见临床护理操作技术以及现场提问。

（二）新入职护士专业理论与实践能力培训内容及要求

1. 培训内容

（1）相关知识：熟悉科室情况、规章制度、岗位职责、工作流程、应急预案、突发事件上报流程、医院感染预防与控制等。

（2）专业知识

①内科系统：掌握内科各专科常见疾病的病因、临床症状、体征、处理原则、护理病情观察、治疗要点、护理措施。

②外科系统：掌握外科各专科常见疾病的病因、症状、体征、处理原则、护理评估、病情观察，治疗要点、围手术期护理措施、手术后并发症观察与处理、出院指导。

③掌握常见专科技术操作的护理要点、配合要点、辅助治疗、健康指导等。

④熟悉专科常用药物相关知识。

⑤熟悉专科常用化验检查结果的临床意义。

⑥熟悉专科常见急危重症患者的急救配合要点。

（3）专业技术：掌握专科常用护理操作技术。

（4）健康指导：掌握专科疾病患者的健康教育。

2. 培训要求

（1）内科系统、外科系统：每个科室轮转期间，在上级护士的指导下，新护士全程管理（从患者入院到出院）本专科常见疾病一级护理和二级护理的患者至少各5例，护士能够掌握所管患者的病情，并能给予正确评估、及时观察、协助治疗、心理护理、健康教育等，为患者提供专业规范的护理服务。

（2）儿科：轮转新生儿病房和儿童病房期间，在上级护士的指导下，能够参与并负责护理新生儿和儿童疾病患者，规范提供基础护理、专科护理、心理护理和健康指导等。

（3）急诊医学科：轮转期间，在上级护士指导下，参与并完成急诊患者的急救配合及护理。

（4）重症医学科：轮转期间，在上级护士指导下，参与并管理本科室患者至少5例，为患者提供专业规范的护理服务。

第六节　护理人力资源弹性调配

护理人力资源配备与医院的功能和任务保持一致，有护理单元护理人员的配置原则，有紧急状态下调配护理人力资源的预案。以临床护理工作量为基础，根据收住患者特点、护理等级比例、床位使用率对护理人力资源实行弹性调配。

一、人力资源调配原则

（一）科室护理人力资源调配原则

1. 护理单元根据科室患者病情、危重患者数、手术人数、患者收住人数、护理难度和技术要求等工作需要，严格按照《护理人员弹性排班制度》实行弹性排班。

2. 确定在特殊情况下的替代人选，节假日时安排备班，备班者要求电话保持畅通，做到随叫随到。

3. 一般情况下，科室可在科室层面调整轮休、补休人员。

4. 在紧急情况下，护士长无法调整时应及时上报护理部，由护理部在全院统一调配，以确保科室工作安全。

（二）系统层面护理人员调配

1. 科室如发生重大抢救等特殊事件需临时调配人员，由科护士长上报护理部后在所管辖的各护理单元间进行调配。

2. 若遇特殊情况，科护士长不能在所管辖护理单元内调配护理人员时，可上报护理部，由护理部统一调配。

（三）护理部层面人员调配

1. 跨科室的护理人力资源调配由护理部与科主任、科护士长协商解决，并做好绩效分配补偿工作。

2. 护理部有计划、有组织、系统地对人力资源库成员进行院内院外的业务培训，提高成员的专科理论知识、实践技能及应急反应能力。

3. 护理部与护理人力资源库成员长期保持联络畅通。

二、弹性排班

（一）排班原则

1. 坚持“以患者需求为中心”，按照护理工作24小时不间断的特点，合理安排人力，保证护理工作安全、连续地开展。

2. 人员结构安排合理，实现能级对应，应根据患者病情、护理难度，各班工作量，护理人员的数量、年龄、职称、水平等进行有效组合，做到优势互补，确保患者安全。

3. 掌握工作规律，根据科室不同时期、不同时段的护理工作量，实行弹性排班，做到各班工作井然有序。

4. 坚持公平、人性化原则，在病区工作允许的情况下，尽可能照顾护士的特殊需要，关心、爱护护理人员。

5. 开展按职上岗，有效应用人力资源，将护理人员的专长与患者的护理需要相结合，提高护士的工作成就感及满意度。

（二）排班要求

1. 根据护理工作24小时不间断的特点以及科室实际业务量、患者收治情况等合理选择排班方式。

2. 减少交接班次数，各班次必须互相衔接，避免因中间环节过多而引发护理缺陷。

3. 以患者为中心，在保证护理质量与安全的情况下，合理有效地安排人力，注意不同层次的护士合理搭配，以利于护理技能的传、帮、带。

4. 护士可根据自己的需要，预先将下周的排班需求予以说明，护士长优先考虑患者护理需求的同时，听取护理人员的建议，并给予合理调整。

5. 定期总结、考察在岗人员的专业技术、专科护理技能、沟通协调等综合工作能力，调整排班。

（三）护士调整原则

护士长排班前应充分考虑影响因素，在一定时间内保持班次的稳定性，如有特殊情况，可做动态调整。

1. 高峰时段和中午、晚夜班等薄弱环节时段适当增加护士人数，动态调整人力，合理排班。

2. 节假日备机动人员，做好应急准备。

3. 护士长通过对新入院患者进行24小时访视、危重患者访视，了解护士工作能力，同时结合护士的工龄、职称、年龄对护士进行综合评定，按能定岗。

4. 值班人员必须坚守岗位，履行职责，保证各项治疗、护理工作准确及时地进行。

5. 护士不得擅自更改班次，不得自行换班、替班，如因特殊情况需调整，必须经护士长同意。

（四）指导护士原则

1. 对技术性强护理要求高、危重患者的护理或急需完成的工作，安排具有经验的护士执行，在充分评估护士工作能力的情况下，适当给予新护士锻炼提高的机会，监督和指导年轻护士参与危重患者的抢救治疗与护理，避免护理差错事故的发生。

2. 见习护士可参加晨晚班、基础护理班工作，其余班次不得独立上岗，必须在注册护士的带领下完成护理班次。

3. 护士在进行危险性较大或侵入性护理操作时，应首先告知患者或家属，经患者或家属签名同意后才能进行操作，必要时在医师的指导下进行。

4. 总责任护士或责任组长每天对责任护士、助理护士的护理工作进行督促和管理，共同完成患者的整体护理，落实查对制度，确保各项治疗的安全性，保证患者得到连续的观察与护理。

第七节　内分泌科分级护理服务及基本要求

分级护理是指患者在住院期间，医护人员根据患者病情和生活自理能力，确定并实施不同级别的护理。分级护理分为四个级别：特级护理、一级护理、二级护理和三级护理。

一、特级护理

（一）分级护理依据

1. 病情危重，随时可能发生病情变化需要进行监护、抢救的患者。

2. 垂体危象、甲状腺危象、肾上腺危象随时可能发生病情变化，需要严密观察病情的患者。

3. 糖尿病酮症酸中毒昏迷、乳酸酸中毒昏迷、高血糖高渗状态等需要重症监护的患者。

（二）护理服务项目

按专科护理常规和要求，执行以下护理措施，并做好记录。

1. 严密观察患者病情变化，监测生命体征。

2. 根据医嘱，正确实施治疗及给药措施，并观察患者的反应，准确记录出入量。

3. 按照《住院患者基础护理服务项目内涵》，评估患者病情，正确实施基础护理和专科护理，如口腔护理、气道护理、皮肤护理、管路护理等，预防护理并发症。

4. 实施安全措施，防止意外事件发生。

5. 实施床旁交接班。

6. 根据患者病情，进行健康指导。

7. 评估患者，做好饮食指导及心理疏导。

8. 满足患者基本生活需要，使患者清洁、舒适、功能体位。

（1）每1～2小时监测血糖、尿糖、尿酮，遵医嘱及时复查电解质。

（2）协助患者翻身及有效咳嗽（1/2小时）。

（3）整理床单元、面部清洁、口腔护理、留置尿管护理（2次/日）。

（4）梳头、会阴冲洗、足部清洁（1次/日）。

（5）床上温水擦浴（1次/2～3日）。

（6）床上洗头（1次/周）。

（7）对非禁食患者协助进食/水。

（8）必要时协助床上移动。

（9）需要时帮助使用便器，大小便失禁护理。

（10）需要时协助更衣、指/趾甲护理。

（11）做好压疮预防及护理。

二、一级护理

（一）分级护理依据

1. 病情倾向稳定的危重症患者。

2. 病情不稳定或随时可能发生变化的患者，如糖尿病酮症酸中毒、乳酸酸中毒神志清楚、高血糖高渗状态已纠正，低血糖昏迷患者。

3. 自理能力重度依赖的患者，如垂体危象、甲状腺危象已纠正的患者。

（二）护理服务项目

按专科护理常规和要求，执行以下护理措施并做好记录。

1. 每小时巡视患者，观察患者病情变化；根据患者病情，测量生命体征。

2. 根据医嘱正确实施治疗、给药措施，并观察患者的反应，准确测量出入量。

3. 掌握胰岛素注射时间，监测血糖变化，以免发生低血糖反应。

4. 按照《住院患者基础护理服务项目内涵》评估患者病情，正确实施基础护理和专科护理，如口腔护理、气道护理、皮肤护理、管路护理等，预防护理并发症。

5. 实施安全措施，防止意外事件发生。

6. 实施床旁交接班。

7. 根据患者病情，进行健康指导。

8. 评估患者，做好饮食指导及心理疏导。

9. 满足患者基本生活需要，使患者清洁、舒适、功能体位。

（1）每1~2小时监测血糖、尿糖、尿酮，遵医嘱及时复查电解质。

（2）协助患者翻身及有效咳嗽（1/2小时）。

（3）协助面部清洁、留置尿管护理（2次/日）。

（4）整理床单元、协助梳头、会阴冲洗、足部清洁（1次/日）。

（5）床上温水擦浴（1次/2～3日）。

（6）对非禁食患者协助进食/水。

（7）必要时协助床上移动。

（8）需要时协助更衣、指/趾甲护理。

（9）需要时帮助使用便器，大小便失禁护理。

（10）做好压疮预防及护理。

三、二级护理

（一）分级护理依据

1. 病情稳定，仍需卧床，且自理能力轻度依赖的的患者。

2. 病情趋于稳定或未明确诊断前，仍需观察且自理能力轻度依赖的患者，如糖尿病、甲状腺功能亢进症、甲状腺功能减退症、痛风、尿崩症、亚急性甲状腺炎、皮质醇增多症等病情稳定仍需卧床的患者。

3. 病情稳定或处于康复期，且自理能力重度依赖的患者。

（二）护理服务项目

按专科护理常规和要求，执行以下护理措施并做好记录。

1. 每2小时巡视患者，观察患者病情变化。

2. 根据患者病情测量生命体征，根据医嘱正确实施治疗及给药措施。

3. 按照《住院患者基础护理服务项目内涵》评估患者病情，正确实施基础护理和专科护理，如口腔护理、气道护理、皮肤护理、管路护理等，预防护理并发症。

4. 评估患者，做好饮食指导及心理疏导。

5. 提供护理相关的健康指导和内分泌科康复指导。

6. 实施安全措施，防止意外事件发生。

7. 提供生活照护：满足患者基本生活需要，保持患者清洁、舒适、功能体位。

（1）监测血糖（7 次/日），监测尿糖、尿酮（3 次/日）。

（2）整理床单元（2 次/日）。

（3）维护患者卫生、仪表及仪容。

（4）满足患者营养需求。

（5）保持患者体位舒适。

（6）协助采集留取各种标本。

四、三级护理

（一）分级护理依据

病情稳定或处于康复期，且自理能力轻度依赖或无需依赖的患者。

（二）护理服务项目

按专科护理常规和要求，执行以下护理措施并做好记录。

1. 每 3 小时巡视患者，观察患者病情变化。

2. 根据患者病情测量生命体征，根据医嘱正确实施治疗、给药措施。

3. 监测血糖（7 次/日），监测尿糖、尿酮（3 次/日）。

4. 根据专科特点，按护理常规做好专科护理。

5. 提供疾病相关的健康指导和康复指导，做好出院指导。

6. 提供生活照护，保持患者清洁、舒适。

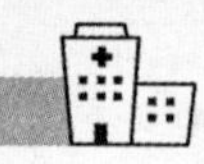

≪第二章

医院病房感染控制管理指引

第一节　环境、物体表面的消毒及无菌措施

目前，医院病房感染已成为医院管理的首要问题，有关感染知识的培训，病房空气、护理用品、非医疗器械的消毒，治疗室、换药室、注射室、处置室的管理，拖把、抹布的规范使用及监测制度的落实等，对预防医院病房感染、降低医院感染率、减少患者交叉感染实施必要的控制措施，具有很重要的意义。所有工作人员都要掌握控制医院感染的具体措施。

一、病房的空气消毒

1. 临床抢救室、治疗室、换药室、注射室都安装紫外线灯，并且不定时消毒；病房注意开窗通风，每日 2 次，0.5 小时/次，物体表面、计算机、桌椅、门窗、墙壁及地面用 0.5% 有效氯消毒液擦拭，一周 1 ~ 2 次；减少或控制陪护人员。

2. 相关负责人员严格监控记录，做好空气消毒是预防医院感染的重要环节。

3. 普通患者与具有传染性患者及多耐患者，各类物品、用品专人专用，排泄物、分泌物分开处置，普通病房与具有传染性疾病及多耐患者病房进行隔离，隔离标识醒目，避免交叉感染。患者痊愈后或检查结果三次正常，才解除隔离标识，患者出院后进行终末消毒。

二、护理物品消毒

1. 临床上一次性物品已广泛使用，从根本上避免了交叉感染，但还有一部分未被一次性用品取代的用具必须严格消毒，氧气湿化瓶用0.5%有效氯消毒液浸泡30分钟，1次/天，清洁晾干备用。

2. 血压计、听诊器、体温表在每位患者使用后用乙醇擦拭，表面抗原阳性患者及多耐患者，或者其他具有传染性疾病患者，每人专用。体温表用0.5%有效氯消毒液浸泡30分钟，听诊器及血压计用0.5%有效氯消毒液毛巾浸泡后擦拭，清洁后备用。

三、治疗室、检查室、处置室的管理

1. 室内清洁区、污染区划分明确；无菌物品放置专柜，有效期7天；有洗手池、非手式水龙头、皂液、干手设施及干手消毒剂。

2. 医务人员进入室内衣帽整洁，戴口罩，治疗前后洗手，严格无菌操作。不定时对医务人员及清洁工人、陪护人员进行手卫生检测，做好记录，不合格者重新进行培训，杜绝交叉感染。

3. 室内每日紫外线照射，每次30分钟至1小时；每周酒精擦拭紫外线灯管，不合格紫外线灯管或紫外线灯管有损坏，应立即更换，做好相关记录。

4. 用有效氯消毒液浸泡拖把后每日清洁地面，所有台面及门把手每日常规清洁，有分泌物、血液及体液等污染过的区域，用500mg/L有效氯消毒液擦拭。物体表面，如床栏、床头柜、台面、呼叫按铃、监护仪、门把手、门帘、微量泵等，以及医务人员所有接触区域使用有效氯消毒毛巾擦拭，消毒液现配现用。

5. 每月进行一次空气细菌学检测（空气中细菌菌落总数

≤500cfu/m^3)，每 1～3 个月进行一次物品表面及医务人员的细菌学检测，细菌菌落总数≤10cfu/cm^2。

6. 医务人员准备各项操作时，注意无菌操作，避免针刺伤。

7. 室内医疗物品处置应有醒目标识，分类放置，进行处理，医疗垃圾分为：感染性废物、损伤性废物、病理性废物、药物性废物、化学性废物，避免混乱处置造成医院交叉感染。

第二节　标准预防

一、标准预防定义

标准预防是认定患者血液、体液、分泌物、排泄物均具有传染性，需进行隔离，不论是否有明显的血迹污染或是否接触非完整的皮肤与黏膜。接触上述物质者必须采取防护措施。根据传播途径采取接触隔离、飞沫隔离、空气隔离，是预防医院感染成功而有效的措施。

二、标准预防基本特点

1. 强调双向预防，即防止疾病从患者传至医务人员；防止疾病从医务人员传至患者。

2. 防止血源性疾病传播。

3. 防止非血源性疾病传播。

4. 根据疾病的主要传播途径，采取隔离措施：接触隔离、空气隔离、飞沫隔离，其重点是：手卫生。

三、标准预防的原则

1. 标准预防针对所有为患者实施操作的全过程。

2. 不论患者是否确诊或可疑感染传染病均采取标准预防措施，

包括洗手、戴手套、穿隔离衣、戴防护眼镜和面罩等基本措施。

3. 进行可能接触患者体液、血液的操作时须戴手套。

4. 操作完毕脱去手套后应洗手，必要时手消毒。

5. 有可能发生血液、体液飞溅到医务人员面部，须戴具有防渗透性的口罩、防护眼镜。

6. 有可能发生血液、体液大面积飞溅污染身体，须穿戴具有防渗透性的隔离衣或者围裙。

7. 手部皮肤破损有可能接触患者血液、体液要戴双层手套。

8. 戴手套操作过程中，应避免已经污染的手套触摸清洁区域或物品。

9. 进行侵袭性诊疗、护理操作过程中，保证充足的光线，注意防止被针头、缝合针、刀片等锐器刺伤/划伤。

10. 使用后的锐器防刺伤，直接放入耐刺、防渗漏的锐器盒；使用具有安全性能的注射器、输液器。

11. 立即清洁污染的环境。

12. 禁止将使用后的一次性针头重新套上针头套；禁止用手直接接触使用后的针头、刀片锐器。

13. 保证废弃物的正确处理，运输废弃物的人必须戴厚质乳胶清洁手套；处理体液废弃物必须戴防护眼镜。

四、标准预防的措施

1. 接触患者及其物品后应该立即洗手；接触血液、体液、分泌物、排泄物、黏膜和污染物品时应该戴手套。

2. 血液、体液、分泌液有可能喷溅到脸部时，应戴有阻水作用的口罩，必要时戴护目镜或防护面罩；有可能喷溅到工作服时穿隔离衣，必要时穿防水围裙。

3. 使用及处理所有尖锐物品时应特别小心，防止被刺伤。

4. 及时处理患者各种分泌物、排泄物以及被血液、体液污染的物品。对患者使用后的器械及物品，应该采取正确的消毒措施。

5. 正确处理医疗废物：医务人员在接触患者的血液、体液、分泌物、排泄物及其污染物品时，不论其是否戴手套，都必须洗手。遇有下述情况必须立即洗手：摘除手套后、接触两患者之间、可能污染环境或传染其他患者时。

6. 医务人员接触患者的上述物质及其污染物品时，接触患者黏膜和非完整皮肤前均应戴手套；同一患者需既接触清洁部位又接触污染部位时应更换手套。

7. 被污染的医疗用品和仪器设备应及时处理，以防止其暴露及污染其他患者、医务人员、探视者及物品，防止病原微生物在其他患者、医务人员、探视者与环境间的传播。重复使用的医疗仪器设备在用于下一患者前应进行清洁和适当的消毒。

8. 医务人员在进行各项医疗操作、清洁及环境表面（包括患者床及床旁仪器）的消毒时，应严格遵守各项操作规程。

9. 污染的床单及时处理，避免接触患者的皮肤与黏膜、污染衣服，防止病原微生物的传播。

10. 锐利仪器和针头应小心处置，以防刺伤。一次性应用的注射器、针头、刀片和其他锐利物品应置于适当的防穿刺的容器内，该容器尽可能放置在工作区；需重复使用的尖锐器械也应放置于防穿刺的容器内，以便运输至再处理部门。

11. 污染环境或不能保持环境卫生的患者应隔离。

五、标准预防的隔离措施

1. 接触隔离　预防通过直接或间接接触而传播的疾病，如多重耐药菌、志贺痢疾杆菌、甲型肝炎病毒、轮状病毒感染以及副流感病毒、婴儿的肠道病毒感染等。

2. 空气隔离　该项隔离有两个基本要求：

（1）患者所处的环境应通风和做适当处理，如消毒等。

（2）医务人员和进入该环境的人应用呼吸道保护装置。

3. 微粒隔离　又称飞沫隔离，是指预防经微粒传播的疾病。

第三节　职业暴露

一、职业暴露定义

职业暴露是指由于职业关系而暴露在危险因素中，从而有可能损害健康或危及生命的一种情况。医务人员职业暴露，是指医务人员在从事诊疗、护理活动过程中接触有毒、有害物质，或传染病病原体，从而损害健康或危及生命的一类职业暴露。

二、职业暴露（医务人员）分类

1. 感染性职业暴露。
2. 放射性职业暴露。
3. 化学性（如消毒剂、某些化学药品）职业暴露。
4. 其他职业暴露。

三、医务人员职业暴露的预防

1. 加强医务人员职业暴露防护知识的教育，强化自我防护意识，增强职业暴露防护的自律性。

2. 严格执行各种操作规程及标准，贯彻标准预防原则，加强自我防护。

3. 医院加强职业暴露预防资金的投入，提供有力的职业安全保障，为医务人员提供安全的工作环境。

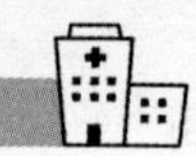

四、发生职业暴露因素

1. 没有制定内部安全防护管理制度。

2. 没有遵守安全操作规程。

3. 缺乏自我防护知识与技能。

4. 医疗设施问题。

5. 锐器处理不当。

五、发生职业暴露后的处理

（一）紧急局部处理

首先应立即进行局部紧急处理，包括轻挤出血、清洗、局部消毒等。

1. 用洗手液和流动水清洗污染的皮肤，用生理盐水冲洗黏膜。

2. 如有伤口，应当在伤口旁轻轻挤压，尽可能挤出损伤处的血液，再用洗手液和流动水冲洗；禁止进行伤口局部的挤压。

3. 受伤部位的伤口冲洗后，应当用消毒液，如75%乙醇或者0.5%碘伏进行消毒，并包扎伤口；被暴露的黏膜，应当反复用生理盐水冲洗干净。

4. 登记、上报护士长及科主任、医院预防保健科、医院感染管理科，建立随访制度。

（二）紧急报告流程

发生职业暴露后应向医院感染管理科报告，医院组织相关专家对暴露发生的危险程度进行评估，报告预防科，并对暴露者及患者进行相关的血清学检查及随访、监控。

（三）预防用药

根据暴露病毒的种类及病毒载量，对暴露人员实行预防用药方案。

（四）不同病原暴露后的处置

1. 暴露于HIV（血源性疾病）的处置

(1) 预防最好在4小时内实施，最迟不超过24小时，并建议使用抗逆转录病毒药物。

(2) 暴露后尽早获得血液标本进行HIV检查，定期检查血清转化，并及时向医院的有关部门报告，包括其他疾病。

(3) 医院应立即采集感染源患者的血清进行检查。

2. 暴露于HBV（血源性疾病）的处置

(1) 对于既往已有免疫，其HBs抗休 >10mU/ml时，不需要进一步治疗。

(2) 对于没有免疫力的人，应尽早使用预防性肌内注射乙肝免疫球蛋白（最好48小时内，最迟 <1周），同时进行乙肝疫苗全程接种，即开始时肌内注射10μg，1个月时10μg，6个月时10μg。

3. 暴露于HCV（血源性疾病）的处置　丙型肝炎病毒感染途径同乙型肝炎。目前虽然没有丙型肝炎暴露后的治疗方法，但也必须检查血清转化。对于乙型肝炎病毒感染的感染源患者，也必须检查HCV感染。对暴露者应定期随访监控，追踪6～9个月。

第四节　医院病房感染控制管理

一、病房感染管理小组工作制度

（一）科室院感染管理小组成员

由组长、小组成员组成。

（二）院感病房管理小组职责

1. 负责本科室有关院感知识的学习、检查，并对存在的问题积极查找原因，提出整改意见，做好相应的记录备查，具体由护士长负责，以便及时发现漏报病例，做出纠正。

2. 医院感染监测网成员负责本科室医院感染方面（包括空气、手、物表、无菌物品、消毒液等）的监测，对不合格的应查找原因后重做。要求每月一次，保存监测单以备查。

3. 科室以卫生部文件及院规章制度为依据，结合科室实际制定出相应的预防院内感染的切实可行的规章制度和操作规程。

4. 院感病例报告制度，由经治医师组讨论确诊的院感病例，填报告单，发病 24 小时内报告院感科。

5. 每月第 1 ~2 日由经治医师负责检查本组院感病例报告及各项表填写情况。

二、病房感染控制规范

1. 病房的医院感染管理监控小组应负责本科室各项制度、措施的落实及人员培训。

2. 根据《医院感染管理办法》开展预防医院感染的各项监测，按照《医院感染诊断标准》诊断、报告本病区医院感染存在的发病情况，对医院感染存在的危险及时采取有效控制措施。

3. 特殊感染、多重耐药患者或疑似传染病患者，应根据疾病的传播途径采取相应的隔离措施：传染病患者应按传染病的有关规定实行隔离或转院。

4. 传染病流行季节应加强病房的管理和消毒，严格探视及陪护制度。

5. 配备合格的洗手设施和速干手消毒剂，医护人员诊疗、护理患者前后，接触污染物品后，应认真执行洗手或手消毒。

6. 病室应保持整洁，开窗通风，保持空气流通、清新无异味；地面湿式清扫，每日 2 次，遇污染时随时消毒和清扫。遇特殊污染情况时加强清洁和消毒频率。

7. 病床湿式清扫，每天 1 次，一床一套（巾），床头柜等物体表面每天擦拭1次，抹布用后消毒，遇有污染时随时消毒。

8. 患者的被服每周更换1次，如遇有污染时随时更换；被褥、枕芯、床垫等定期清洗消毒，遇污染时立即更换。

9. 禁止在病房、走廊清点脏被服，更换下来的脏被服直接装入被服袋内，由专人负责密闭收取。

10. 标本运送应使用密闭运送，避免污染环境和病原体播散。患者出院、转科或死亡后，应对病室及床单位进行终末消毒。

11. 严格按照《医疗废物管理条例》分类收集医疗废物，密闭转运，日产日清，认真交接及记录。

12. 清洁工具（抹布、拖把等）定点放置，分室使用，标识明显，用后消毒清洗晾干备用。

13. 具有传染性的血液、体液、分泌物、排泄物应先用含氯消毒剂消毒后排放。

三、导管相关性血行感染管理制度及预防控制措施

（一）导管相关性血行感染管理制度

1. 严格执行留置血管内导管的适应证，只有在必需时才能使用，并尽早拔除。

2. 有留置血管内导管（尤其是中心静脉导管和周围动脉导管）的操作指南、护理规范及相关的控制方法，并对相关人员进行培训。

3. 应在半透明半浸湿的聚亚安酯敷料，覆盖纱布，覆膜变湿、弄脏时能及时更换。

4. 三通管保持清洁，发现污垢和残留血迹时，能及时更换。

5. 定期进行重点部位病原体检查，在符合“血管内导管所致血行感染”诊断标准时，应在4小时内获得抗菌药物治疗，72小时无效重复病原学检查。

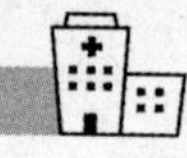

6. 有完整的操作与观察处置记录。

7. 有导管相关血行感染（发病率、病原菌及其耐药性）的监测、分析与反馈。

（二）导管相关性血行感染预防控制措施

留置血管内导管是救治危重患者、实施特殊用药和治疗的医疗操作技术，但置管后的患者存在发生感染的危险，为有效预防导管相关性血行感染，特制定以下预防控制措施。

1. 置管时的预防措施

（1）严格执行无菌技术操作规程：置管时应当遵守最大限度的无菌屏障要求。置管部位应当铺大无菌单（巾）；置管人员应当戴帽子、口罩、无菌手套，穿无菌手术衣。

（2）严格按照《医务人员手卫生规范》，认真洗手并戴无菌手套，尽量避免接触穿刺点皮肤。置管过程中手套污染或破损应当立即更换。

（3）置管使用的医疗器械、器具等医疗用品和各种敷料必须达到灭菌水平。

（4）选择合适的静脉置管穿刺点，成人中心静脉置管时，应当首选锁骨下静脉，尽量避免使用颈静脉和股静脉。

（5）采用卫生行政部门批准的皮肤消毒剂消毒穿刺部位皮肤，自穿刺点由内向外以同心圆方式消毒，消毒范围应当符合置管要求。消毒后皮肤穿刺点应当避免再次接触，皮肤消毒待干后，再进行置管操作。

（6）患疖肿、湿疹等皮肤病或患感冒、流感等呼吸道疾病，以及携带或感染多重耐药菌的医务人员，在未治愈前不应当进行置管操作。

2. 置管后的预防措施

（1）应当尽量使用无菌透明、透气性好的敷料覆盖穿刺点，对于高热、出汗及穿刺点出血、渗出的患者应当使用无菌纱布覆盖。

（2）应当定期更换置管穿刺点覆盖的敷料。更换间隔时间为：无菌纱布每2天1次，无菌透明敷料为每周1~2次，如果纱布或敷料出现潮湿、松动、可见污染时应当立即更换。

（3）医务人员接触置管穿刺点或更换敷料时，应当严格执行手卫生规范。

（4）保持导管连接端口的清洁，注射药物前，应当用75%酒精或含碘消毒剂进行消毒，待干后方可注射药物。如有血迹等污染时，应当立即更换。

（5）告知置管患者在沐浴或擦身时，应当注意保护导管，不要把导管淋湿或浸入水中。

（6）在输血、血制品、脂肪乳剂后的24小时内或者停止输液后，及时更换输液管路。外周及中心静脉置管后，用生理盐水或肝素盐水进行常规冲管，预防导管内血栓形成。

（7）严格保证输注液体的无菌。

（8）紧急状态下的置管，若不能保证有效的无菌原则，应当在48小时内尽快拔除导管，更换穿刺部位后重新进行置管，并作相关处理。

（9）怀疑患者发生导管相关感染，或者患者出现静脉炎、导管故障时，应当及时拔除导管。必要时应当进行导管尖端的微生物培养。

（10）医务人员应当每天对保留导管的必要性进行评估，不需要时应当尽早拔除。

（11）导管无需常规更换，特别是不应当为预防感染而定期更换中心静脉导管和动脉导管。

四、导尿管相关性尿路感染管理制度及预防控制措施

（一）导尿管相关性尿路感染管理制度

1. 严格执行留置导尿管的适应证，只有在必需时才能使用，并尽早拔除。

2. 有留置导尿管的操作常规、护理规范及相关感染的控制方法，并对相关人员进行培训，使其能够熟知和严格遵守。

3. 插管时应注意无菌操作、动作轻柔，避免损伤，正确固定导尿管，并采用连续密闭的尿液引流系统。

4. 导尿管与集尿袋的接口不要轻易脱开。保持尿流不受阻断的引流。

5. 不使用抗菌药物做连续膀胱冲洗预防感染。集尿袋低于膀胱水平，不接触地面。

6. 保持会阴部清洁干燥，尤其是尿道口。

7. 定期进行重点部位病原学检查，采集尿标本做培养时应在导尿管远端接口处用无菌空针抽取尿液，在符合“留置导尿管所致尿路感染”诊断标准时，应及时获得治疗，72 小时无效重复病原学检查。

8. 有完整的操作、观察与处置记录。

9. 有留置导尿管所致尿路感染（发病率、病原菌及其耐药性）的监测、分析与反馈。

（二）导尿管相关性尿路感染的预防控制

尿路感染常见的医院感染类型，75% ~80% 与留置导尿管相关，为有效预防导尿管相关尿路感染，特制定以下预防控制措施。

1. 插管前准备与插管时的预防措施

（1）严格掌握导尿指征，尽量避免不必要的留置导尿。

（2）导尿前彻底清洁外阴。

（3）仔细检查无菌导尿包，如过期、外包装破损、潮湿不得使用。

（4）根据年龄、性别、尿道情况选择合适的导尿管口径、类型。

（5）严格执行手卫生和戴无菌手套的程序。

（6）插管过程严格执行无菌操作，动作轻柔，选用无菌润滑剂，避免尿道黏膜损伤。

（7）对留置导尿患者，应采用密闭式引流系统，保持其密闭性。

2. 插管后的预防措施

（1）每天评价留置导管的必要性，尽早拔除导管。

（2）保持尿液引流系统通畅和完整，不要轻易打开导尿管与集尿袋的接口。

（3）如要留取常规尿标本，对集尿袋出口处进行消毒后采集，但此标本不得用于普通细菌和真菌学检查。

（4）需做尿病原学检查，采取无菌方法从耻骨联合上穿刺或尿管处抽取。

（5）导尿管不慎脱落或导尿管密闭系统被破坏，需要更换导尿管。

（6）疑似导尿管阻塞应更换导尿管，不得冲洗。

（7）保持会阴部及尿道口清洁，日常用肥皂和水保持清洁即可，但大便失禁的患者清洁以后还需消毒。

（8）患者洗澡或擦身时要注意对导尿管的保护，不要把导尿管浸入水中。

（9）不主张使用含消毒剂或抗菌药物的生理盐水进行膀胱冲洗或灌注来预防泌尿道感染。

（10）对于导尿术的患者应用抗菌药物预防泌尿道感染。

（11）悬垂集尿袋不可高于膀胱水平，并及时清空袋中尿液。

（12）长期留置导管者，定期更换导尿管（每2~4周1次）和集尿袋（每周1~2次）。

（13）严密观察保留导尿患者是否有尿路感染的症状和体征，及时留取标本，尽早采取控制措施，并做好相关记录。

第五节　多重耐药菌接触传播的预防措施

一、加强医务人员手卫生

1. 配备充足的洗手设施和速干手消毒剂，提高医务人员手卫生依从性。

2. 严格执行《医务人员手卫生规范》，医务人员在直接接触患者前后、进行无菌技术操作和侵入性操作前，接触患者使用的物品或处理其分泌物、排泄物后，必须洗手或使用速干手消毒剂进行手消毒。

二、严格实施隔离措施

1. 必须实施隔离措施，在床尾和病历卡上贴接触隔离标识。

2. 首选单间隔离（如耐万古霉素肠球菌患者），也可同种病原同室隔离，不可与气管插管、深静脉留置导管、有开放性伤口或者免疫功能抑制患者安置在同一房间。隔离病房确实不足时考虑床旁隔离，当感染患者较多时，应保护性隔离未感染者。

3. 与患者直接接触的相关医疗器械、器具及物品，如血压计、听诊器、体温表、输液架等要专人专用，并及时消毒处理。其他不能专用的物品，如轮椅、担架、床旁心电图机等，在每次使用后必须经过擦拭消毒处理（1000mg/L含氯消毒剂）。

4. 医务人员对患者实施诊疗护理操作时，应当将高度疑似或确诊多重耐药菌感染患者或定植患者安排在最后进行。接触多重耐药菌感染患者或者定植患者的伤口、溃烂面、黏膜、血液和体液引流液、分泌物、痰液、粪便时，应戴手套，可能污染工作服时穿隔离衣，当可能产生气溶胶的操作（如吸痰或雾化治疗等）时，应戴标准外科口罩和防护镜。完成诊疗护理操作后离开房间前，要及时脱去手套和隔离衣至黄色垃圾袋中，并进行手卫生。

5. 尽量限制减少人员出入，如耐万古霉素肠球菌患者应严格限制。医护人员相对固定，专人诊疗护理，所有诊疗尽可能由他们完成，包括标本的采集。

6. 离开隔离室进行诊疗时，应先通知该诊疗科室，以便及时做好感染控制措施。转科时必须由工作人员陪同，向接收方说明对该患者使用接触传播预防措施。

7. 临床症状好转或治愈，连续 2 次培养阴性（每次间隔 > 24 小时）方可解除隔离。

三、遵守无菌技术操作规程

医务人员应当严格遵守无菌技术操作规程，特别是在实施各项侵入性操作时，应当严格执行无菌技术操作和标准操作规程，避免污染，有效预防多重耐药菌感染。

四、加强清洁和消毒工作

1. 要使用专用的抹布等物品进行清洁和消毒。对医务人员和患者频繁接触的物体表面（如心电监护仪、微量泵、呼吸机等医疗器械的面板或旋转表面，听诊器，计算机键盘和鼠标，电话机，患者床栏杆和床头柜，门把手，水龙头开关等），采用适宜的消毒剂进行擦拭、消毒。

2. 出现多重耐药菌感染暴发或者疑似暴发时，应当增加清洁、消毒频次。

3. 医疗废物管理：锐器置入锐器盒，其余医疗废物均放置在黄色垃圾袋中，置入转运箱中，集中收集后统一送往医疗废物处置中心无害化处理。

第六节　内分泌科换药室感染控制管理制度

1. 保持环境清洁、整齐，专人负责，每日进行整理、消毒，每周彻底清扫消毒，按规定定期进行空气消毒。

2. 严格执行消毒隔离制度、查对制度和交接班制度。

3. 严格执行无菌技术操作和护理操作规程，操作前后洗手，操作时戴口罩。

4. 无菌物品与非无菌物品分开放置，无菌物品在有效期内使用。

5. 备齐各类常用器械、物品、药品，并处于应急备用状态，各种物品应整理归类，固定放置，标签清楚，用后物归原处。

6. 换药时，先处理清洁伤口，后处理感染伤口，一般感染和特异性感染伤口换药应严格区分，不得同时在换药室处理。

7. 严格区分清洁区、污染区，严格执行《医疗废弃物管理条例》。

《第三章

内分泌科专科常见疾病护理指引

第一节 糖尿病的护理指引

糖尿病是由遗传和环境因素相互作用而引起的一组以慢性高血糖为特征的代谢异常综合征。因胰岛素分泌或作用缺陷，或者两者同时存在而引起碳水化合物、蛋白质、脂肪、水及电解质等紊乱，是一种常见的内分泌代谢性疾病。

一、护理评估

1. 病史　家族遗传史、病毒感染及诱发因素等，发病急缓及伴随症状。

2. 身体评估　观察患者的精神、神志、面色、步态、生命体征、营养状态、皮肤和黏膜等有无异常。

3. 辅助检查　尿糖、血糖检查，口服葡萄糖耐量试验，糖化血红蛋白等检查。

二、常见护理问题

1. 营养失调　低于或高于机体需要量，与胰岛素分泌或作用缺陷有关。

2. 有感染的危险　与机体抵抗力降低有关。

3. 潜在并发症　糖尿病足、低血糖。

4. 疲乏　与机体代谢紊乱有关。

5. 活动无耐力　与糖尿病神经病变及长期卧床有关。

6. 知识缺乏　缺乏糖尿病饮食的相关知识。

三、护理措施

1. 饮食护理　合理控制总热量，平衡膳食，少食多餐，定时定量进餐；多饮水，戒烟限酒。

2. 运动锻炼　有氧运动，如散步、打太极拳等。虚弱的患者可指导其进行床上肢体活动，促进患者肢体血液循环。

3. 用降糖药和胰岛素治疗的患者护理　应向其说明服用药物的时间是餐前、餐中、还是餐后，密切观察患者用药后效果及不良反应。需长期注射的患者，要教会其正确保存、注射胰岛素，并严格无菌操作，防止感染。

4. 皮肤护理　糖尿病患者因皮肤抵抗力低，易受感染，应加强患者皮肤的保护。

5. 并发症的预防　告知患者低血糖的症状及应对措施，外出运动时随身携带含糖食物；每日检查足部，足浴时避免水温过高，防止烫伤。

四、健康指导

1. 疾病预防指导　指导患者改变不健康的生活方式，合理膳食，积极参加适当的运动锻炼。

2. 疾病知识指导　患者和家属了解病情，提高患者对治疗的依从性。

3. 病情监测指导　患者的自我监测和自我管理，可减少或延迟糖尿病并发症的发生和发展，提高患者的生活质量。

4. 用药与自我护理指导　让患者掌握口服降糖药的副作用，注射胰岛素的方法，低血糖反应的观察及处理，以保证药物的最佳疗效。

五、护理评价

1. 患者饮食行为改变。
2. 血糖、尿糖指标控制满意。
3. 无组织器官感染发生，无并发症发生。
4. 患者对治疗有信心，并主动配合治疗。

第二节　糖尿病酮症酸中毒的护理指引

糖尿病酮症酸中毒是由于体内胰岛素水平绝对或相对不足或升糖激素显著增高引起糖、脂肪和蛋白质代谢严重紊乱，所致血糖及血酮体明显增高及水、电解质平衡失调，以代谢酸中毒为主要表现的临床综合征。严重者常致昏迷及死亡，是糖尿病较为常见的急性并发症，应予紧急抢救。

一、护理评估

1. 病史　家族遗传史，病毒感染及诱发因素等。

2. 身体评估　观察患者的精神、神志、面色、步态、生命体征、营养状态、皮肤和黏膜等有无异常。

3. 辅助检查　尿糖、尿酮、血糖检查，葡萄糖耐量试验，糖化血红蛋白检查等。

二、主要护理问题

1. 营养失调　低于机体需要量。
2. 有感染的危险　与机体抵抗力降低有关。
3. 电解质紊乱　与脂肪、蛋白质代谢紊乱有关。
4. 潜在并发症　低血糖。
5. 知识缺乏　缺乏糖尿病饮食的相关知识。

三、护理措施

1. 合理控制总热量，平衡膳食，少食多餐，定时定量进餐，多饮水，戒烟限酒。

2. 进行有氧运动，如散步、打太极拳等。虚弱的患者可指导患者进行床上肢体活动，促进患者肢体血液循环。

3. 合理安排补液速度和量，密切观察患者用药后效果及不良反应，监测血糖、尿糖、尿酮，指导正确进行胰岛素治疗。

4. 观察低血糖的症状及表现，定时监测血糖，注射胰岛素后观察患者进食情况，发现血糖异常及时处理。

5. 糖尿病患者因皮肤抵抗力低，易受感染，应加强患者皮肤的保护，避免烫伤等发生。

四、健康指导

1. *疾病预防指导* 指导患者改变不健康的生活方式，合理膳食，积极参加适当的运动锻炼。

2. *疾病知识指导* 患者和家属了解病情，提高患者对治疗的依从性。

3. *病情监测指导* 患者的自我监测和自我管理，可减少或延迟糖尿病并发症的发生和发展，提高患者的生活质量。

4. *用药与自我护理指导* 让患者掌握口服降糖药的副作用，注射胰岛素的方法，低血糖反应的观察及处理，以保证药物的最佳疗效。

五、护理评价

1. 血糖、尿糖、尿酮指标控制满意。

2. 无组织器官感染发生，无低血糖发生。

3. 患者对治疗有信心，并主动配合治疗。

第三节 低血糖症的护理指引

低血糖是血葡萄糖浓度低于正常的一种临床表现，成人血糖低于 2. 8mmol/L 时可认为血糖过低。

一、护理评估

1. 病史 家族遗传史，病毒感染及诱发因素等。

2. 身体评估 观察患者的精神、神志、面色、生命体征、营养状态、皮肤黏膜等有无异常。

3. 辅助检查 血糖、葡萄糖耐量试验是否正常；糖化血红蛋白检查等。

二、主要护理问题

1. 活动无耐力 与血糖低于正常有关。

2. 有受伤的危险 与脑细胞因葡萄糖供氧不足有关。

3. 自理缺陷 与脑功能障碍有关。

三、护理措施

1. 合理饮食，平衡膳食，随身携带食物。

2. 嘱患者注意休息，保证充足睡眠。

3. 密切观察病情变化，必要时对意识发生改变患者加用床栏等保护措施。

4. 定时监测 7 点血糖，正确服用降糖药物并规范注射胰岛素。

5. 患者外出时随身携带患者信息卡和含糖食物。

6. 做好心理护理，并取得家属的配合与支持。

四、健康指导

1. 指导患者合理膳食，规律进食。

2. 保证足够的休息及睡眠，活动耐力增加，情绪稳定。

3. 指导患者正确自我监测和自我管理，掌握低血糖反应的观察及处理。

4. 指导家属协助患者遵守饮食计划，并给予精神支持和生活照顾。

五、护理评价

1. 血糖、糖化血红蛋白指标控制满意。

2. 无并发症发生。

3. 患者对治疗有信心，并主动配合治疗。

第四节　糖尿病足的护理指引

糖尿病足是指下肢远端神经异常和不同程度周围血管病变引起的足部感染、溃疡或深层组织破坏。

一、护理评估

1. 病史　家族遗传史，病毒感染及诱发因素等。

2. 身体评估　观察患者的精神、神志、面色、步态、生命体征、营养状态、皮肤和黏膜、足部情况等有无异常。

3. 辅助检查　尿糖、尿酮、血糖检查；葡萄糖耐量试验；血常规；动脉硬化；感觉阈值检查等。

二、主要护理问题

1. 感染　与机体抵抗力下降有关。

2. 疼痛 与皮肤感染、破溃有关。

3. 皮肤完整性受损 与皮肤破溃或皮肤组织溃疡有关。

4. 有跌倒的危险 与患者足部活动受限有关。

5. 知识缺乏 缺乏足部皮肤护理的相关知识。

三、护理措施

1. 合理饮食及治疗，控制血糖、血压，改善微循环。

2. 合理安排补液顺序，一般先输入抗生素，然后是活血化瘀药物，最后是其他药物。

3. 建立安全的静脉通道，禁止在患者下肢静脉穿刺或输液。

4. 嘱患者抬高下肢，减轻水肿，使用利尿剂后观察患者尿量及有无低血钾的发生。

5. 局部皮肤清创治疗，定时换药，指导正确保护双足的措施，预防感染加重。

6. 给予床栏保护，加强巡视，活动时需有家属陪护，保障病房基础设施安全。

四、健康指导

1. 指导合理膳食。

2. 加强皮肤保护，避免破损继发感染。

3. 有足够的休息及睡眠，情绪稳定，配合治疗。

4. 指导止确保护双足的措施，预防足部损伤。

五、护理评价

1. 血糖、血压等指标控制满意。

2. 掌握糖尿病饮食原则。

3. 皮肤破损好转，感染得到控制，疼痛缓解。

4. 患者对治疗有信心，并主动配合治疗。

第五节 甲亢危象的护理指引

甲亢危象是甲状腺毒症急性加重的一个综合征，导致全身代谢严重紊乱，心血管系统、消化系统、神经系统等功能严重障碍，常危及生命。

一、护理评估

1. 病史　家族遗传史，病毒感染及诱发因素等。

2. 身体评估　观察患者的精神、神志、面色、生命体征、营养状态、皮肤黏膜、眼征、甲状腺等有无异常。

3. 辅助检查　甲状腺 T3、T4 是否升高；摄碘率是否提高。

二、主要护理问题

1. 体温过高　与机体代谢功能紊乱有关。

2. 活动无耐力　与基础代谢率增加有关。

3. 有受伤的危险　与情绪焦躁易怒有关。

4. 有组织完整性受损的危险　与甲亢导致突眼有关。

5. 营养失调　低于机体需要量，与高代谢状态有关。

6. 焦虑　与疾病困扰有关。

三、护理措施

1. 避免诱发因素，如：感染，严重精神刺激，创伤等。

2. 严密监测病情，观察生命体征的变化，注意观察甲状腺危象的症状，记录 24 小时出入量，维持水、电解质平衡。

3. 体温过高者给予冰袋或酒精擦浴以降低温度，躁动不安者应使用床栏保护患者安全。

4. 禁碘饮食，在高代谢状态未改善前采用高蛋白、高热量饮食。

5. 加强基础护理及眼部保护，必要时予凡士林纱布覆盖，给予心理护理。

6. 按医嘱用药，观察药物不良反应。

四、健康指导

1. 指导患者保持身心愉快，避免过于劳累。

2. 指导患者按时服药，避免自行减量或停服。

3. 告知患者定期复查甲状腺激素水平、血象、肝功能等。

五、护理评价

1. 甲状腺危象得到控制。

2. 患者合理饮食，体重恢复至正常范围。

3. 有足够的休息及睡眠，活动耐力增加，情绪稳定。

4. 患者学会保护双眼，无结膜炎、角膜炎等并发症发生。

第六节 甲状腺功能减退症的护理指引

甲状腺功能减退症是由各种原因导致的低甲状腺激素血症或甲状腺激素抵抗而引起的全身性低代谢综合征，其病理特征是黏多糖在组织和皮肤堆积，表现为黏液性水肿，简称甲减。

一、护理评估

1. 病史 询问患者有无疲乏、便秘、体重增加、浮肿、声音变粗、皮肤干燥，儿童发育慢，妇女月经过多，老人痴呆等。

2. 身体评估 观察患者的精神、神志、面色、生命体征、营养状态、皮肤黏膜、眼征、甲状腺等有无异常。

3. 辅助检查 甲状腺 T3、T4 是否降低；摄碘率是否降低。

4. 心理社会反应　是否有情绪低落、反应迟钝情况。

二、主要护理问题

1. 便秘　与代谢率降低及体力活动减少引起的肠蠕动减少有关。

2. 体温过低　与机体基础代谢率降低有关。

3. 潜在并发症　黏液性水肿昏迷。

4. 有皮肤完整性受损的危险　与疾病导致水肿有关。

5. 知识缺乏　缺乏疾病及用药的相关知识。

三、护理措施

1. 鼓励患者合理膳食，给予高热量、高蛋白质、高维生素、低脂低盐等易消化饮食。

2. 便秘患者，可给予新鲜蔬菜水果，并鼓励其适当加强活动，以增加肠蠕动。必要时给予缓泻剂或灌肠治疗。

3. 监测生命体征，观察患者有无体温过低现象及心律不齐等，及时报告处理。

4. 调节室温，适当保暖，以免患者受凉。

5. 按医嘱用药，观察药物不良反应。

6. 水肿患者定时翻身，必要时涂擦赛肤润，适当抬高双下肢，加强床旁交接班。

四、健康指导

1. 疾病知识指导　告知患者发病原因及注意事项，注意个人卫生，冬季注意保暖，减少出入公共场所，以预防感染和创伤。

2. 饮食指导　多进食蔬菜、水果，并适当加强运动，以保证大便通畅。

3. 用药指导　需终身替代治疗者，向其解释终身坚持服药的必要性。

4. 病情监测指导　会自我观察，并定期到门诊复查。

五、护理评价

1. 患者对疾病知识有所了解，自我保健意识增强。

2. 病情有所好转，体重较前减轻，便秘改善。

3. 用药依从性好，治疗效果满意。

第七节　甲状腺功能亢进症的护理指引

甲状腺功能亢进症是指血循环中甲状腺激素过多引起的以神经、循环、消化等系统兴奋性增高和代谢亢进为主要表现的一组临床综合征。临床上以高代谢综合征（多食、消瘦、心悸、乏力、怕热、多汗等）及甲状腺肿大为主要表现。

一、护理评估

1. 病史　家族遗传史，近期有无感染、创伤、精神刺激等；了解患者生活方式及工作性质，是否存在精神过度紧张；了解患者及家属对本病的认知程度，有何情绪反应等。

2. 身体评估　观察患者的精神、神志、面色、生命体征、营养状态、皮肤黏膜、眼征、甲状腺等有无异常。

3. 辅助检查　甲状腺 T3、T4 是否升高；甲状腺吸碘率，血象，心电图等。

二、主要护理问题

1. 营养失调　低于机体需要量，与代谢需求大于摄入有关。

2. 活动无耐力　与基础代谢率增加有关。

3. 有组织完整性受损的危险　与浸润性突眼有关。

4. 潜在并发症　甲状腺危象。

5. 焦虑　与疾病预后有关。

6. 知识缺乏　缺乏疾病及用药知识。

三、护理措施

1. 饮食指导：遵医嘱禁碘饮食，并给予高热量、高蛋白、高维生素饮食。

2. 指导患者按医嘱服药，不可自行减量或停服；观察药物副作用。

3. 嘱患者多休息，减少活动或降低劳动强度。

4. 眼部护理：经常以眼药水湿润眼部，睡前涂抗生素眼药膏，无菌生理盐水方纱布覆盖避免过度干燥，外出或白天可戴有色眼镜。

5. 做好心理护理，指导家属配合，使患者得到关心和支持。

6. 告知患者避免引起甲状腺危象的诱发因素，学会自测心率。

四、健康指导

1. 疾病知识指导　指导有关甲亢的知识，患者保持身心愉快，避免过于劳累。

2. 用药指导与病情监测　指导患者按时服药，避免自行减量或停服。

3. 生育指导　告知其妊娠可加重甲亢，妊娠期间遵医嘱用药，定时复查甲状腺功能、血常规等。

五、护理评价

1. 患者合理饮食，体重恢复至正常范围。

2. 有足够的休息及睡眠，活动耐力增加，情绪稳定。

3. 能主动保护双眼，无结膜炎、角膜炎等并发症出现。

4. 病情得到控制，无甲状腺危象发生。

第八节　痛风的护理指引

痛风是慢性嘌呤代谢障碍所致的一组异质性代谢性疾病。临床特点是：高尿酸血症、反复发作的痛风性急性关节炎、痛风石、尿酸性尿路结石、间质性肾炎，严重者致关节畸形及功能障碍。

一、护理评估

1. *病史*　家族遗传史，诱发因素，饮食习惯等。

2. *身体评估*　观察患者的精神、神志、面色、生命体征、营养状态、皮肤黏膜、肢体关节等有无异常。

3. *辅助检查*　尿酸、X线检查、关节镜检查等。

二、主要护理问题

1. *疼痛*　与高尿酸血症有关。

2. *自理缺陷*　与关节活动疼痛、障碍有关。

3. *有皮肤完整性受损的危险*　与关节处痛风结石形成有关。

4. *有受伤的危险*　与痛风石形成致活动受限有关。

5. *知识缺乏*　缺乏疾病及用药知识。

三、护理措施

1. 指导患者合理膳食，低嘌呤饮食，戒酒。

2. 观察关节疼痛情况，急性期绝对卧床休息，抬高患肢，避免受累关节负重。

3. 遵医嘱给予止痛治疗，观察用药后的反应。

4. 保持皮肤清洁，加强皮肤护理，避免皮肤受损。

四、健康指导

1. 疾病知识指导　讲解疾病有关知识，患者掌握低嘌呤饮食，并给予精神支持和生活照顾。

2. 保护关节指导　指导患者日常生活中应注意事项，保护皮肤避免受损。

3. 病情监测指导　定期复查尿酸、肾功及X线检查。

五、护理评价

1. 尿酸、肾功等指标控制满意。

2. 掌握低嘌呤饮食。

3. 皮肤无破损，关节疼痛缓解。

4. 患者对治疗有信心，并主动配合治疗。

第九节　亚急性甲状腺炎的护理指引

亚急性甲状腺炎，又称为亚急性肉芽肿性甲状腺炎、（假）巨细胞甲状腺炎、非感染性甲状腺炎、移行性甲状腺炎，是最常见的甲状腺疼痛疾病，由甲状腺的病毒感染或病毒感染后引发，有自限性。

一、护理评估

1. 病史　家族遗传史，询问患者有无体重减轻。

2. 身体评估　观察患者的精神、面色、步态、生命体征、营养状态、皮肤和黏膜、眼征、甲状腺等有无异常。

3. 辅助检查　甲状腺 T3、T4、TSH，白细胞计数，甲状腺摄碘率等。

4. 心理社会反应。

二、主要护理问题

1. 发热　与病毒感染有关。

2. 疼痛　与甲状腺肿大有关。

3. 营养失调　低于机体需要量，与 T3、T4 分泌过多导致代谢加速有关。

4. 活动无耐力　与 T3、T4 过多导致过度兴奋、激动有关。

5. 知识缺乏　缺乏有关甲状腺疾病知识。

三、护理措施

1. 发热、疼痛时嘱患者多饮水，适度休息，必要时遵医嘱使用糖皮质激素治疗，缓解高热与疼痛症状。

2. 饮食护理：宜进食高热量、高蛋白、富含糖类、含 B 族维生素饮食；忌碘饮食；忌辛辣、刺激、兴奋的食物；提供良好的就餐环境。

3. 病房环境安静，限制探视人员及时间，减少外来刺激，理解患者，调剂好同病室患者关系，避免与重病患者放在一室。

4. 护理操作要集中，尽量减少打扰机会。

5. 鼓励患者表达内心感受，同时给予安慰；说话要平心静气，随时注意患者的情绪变化，理解患者，关心、支持患者；避免过度激动，必要时可用镇静剂。

四、健康指导

1. 卫生宣教　向患者介绍该病的病因、分期及临床表现，使患者对疾病有一个基本的了解，知晓该病病因与病毒感染有关。

2. 生活指导　生活规律，情绪乐观，避免过劳，注意保暖，预防外伤及呼吸道感染。

3. 用药指导　指导患者按医嘱服药，不能自行减量或停服，告知药物的副作用，如有不适立即就诊。

4. 病情监测指导　定期检查 TSH 是否恢复正常。

五、护理评价

1. 患者疼痛有所缓解。
2. 患者对疾病相关知识有所了解。
3. 患者对治疗有信心，并主动配合治疗。

第十节　肥胖症的护理指引

肥胖症是指人体内脂肪堆积过多和/或分布异常，体重增加。肥胖症是一种常见的慢性代谢性疾病，常与 2 型糖尿病、高血压、高脂血症等同时出现。肥胖症分为单纯性肥胖症和继发性肥胖症两大类。

一、护理评估

1. 病史　家族遗传史，生活方式、饮食习惯。

2. 身体评估　观察患者的精神、面色、步态、生命体征、营养状态、皮肤和黏膜等有无异常。

3. 辅助检查　体重指数、腰围（WC）、腰臀比（WHR）。

二、主要护理问题

1. 营养失调　高于机体需要量，与能量摄入和消耗失衡有关。

2. 自我形象紊乱　与体型改变、行动不便有关。

3. 有皮肤受损的危险 与活动受限有关。

三、护理措施

1. 饮食控制

（1）帮助患者制订饮食计划和目标，监督和检查计划执行情况。

（2）改变不良饮食习惯，使用小容量的餐具，细嚼慢咽，每次进食前先喝 250ml 水。忌食油煎食品、快餐、零食、巧克力，少食甜食。多吃粗纤维低热量蔬菜和水果，如胡萝卜、芹菜、苹果等以满足饱腹感。

（3）病情观察，定期测量患者的体重、评估营养状况。

2. 制订活动计划，注意逐渐增加活动量，避免运动过度和过猛。固定患者每日的运动时间，每天间歇活动的时间应累计 30 分钟以上，充分利用一切增加活动的机会。若出现头昏、眩晕、胸闷、胸痛、呼吸困难等应立即停止。

3. 用药护理

（1）芬特明、安非拉酮应早餐、晚餐前服用。

（2）西布曲明的不良反应有恶心、口干、食欲不振、心率快、紧张、便秘。

（3）服用脂肪酶抑制剂奥利司他肛门常有脂滴溢出，而容易污染内裤，应指导患者及时更换，注意肛周皮肤的护理。

4. 心理护理

（1）与患者交谈时语气应温和，耐心倾听患者的诉说。

（2）提供有关疾病的资料和已治疗成功的患者资料，使其消除紧张情绪，树立自信心，鼓励患者社会交往。

5. 提供修饰技巧，使患者改善自身形象。

四、健康指导

1. 积极预防　要阻止肥胖症的流行应从预防开始。特别是有肥胖家族史的儿童，妇女产后及绝经期，男性中年以上或病后恢复期尤应注意。

2. 宣讲肥胖的危害　向患者说明肥胖对健康的危害性，使患者了解肥胖症与心血管疾病、高血压、糖尿病等患病率密切相关。宣讲基本的营养知识、饮食卫生，避免不良的饮食习惯。

3. 加强运动　指导患者坚持运动，告知短暂、间断性的运动达不到减轻体重的目的，只有坚持每天运动方能奏效。鼓励患者家属共同参与运动计划。

五、护理评价

1. 体重指标控制满意。
2. 患者皮肤完好。
3. 患者对治疗有信心，并主动配合治疗。

第十一节　骨质疏松症的护理指引

骨质疏松症是一种以低骨量和骨组织微结构破坏，导致骨骼脆性增加及易发生骨折的全身性疾病。骨质疏松症可分为三大类：原发性（分为两型）、继发性（常继发于其他疾病）、特发性，常有家族遗传史。

一、护理评估

1. 病史　家族遗传史、生活方式和生活环境。

2. 身体评估　观察患者的精神、神志、面色、步态、生命体征、营养状态、皮肤和黏膜等有无异常。

3. 辅助检查 骨矿含量（BMC）、骨矿密度（BMD）、血清碱性磷酸酶（ALP）等。

二、主要护理问题

1. 有受伤的危险 与骨质疏松导致骨骼脆性增加有关。

2. 疼痛 骨痛，与骨质疏松有关。

3. 营养失调 低于机体需要量，与饮食中钙、蛋白质、维生素D的摄入不足有关。

4. 潜在并发症 骨折。

三、护理措施

1. 环境安全，预防跌倒

（1）保证住院环境安全，如楼梯有扶手，楼阶有防滑边缘，病房地面干燥，走道避免有障碍物等。

（2）加强日常生活护理：对行动不便者，将日常所需物如茶杯、开水、呼叫器等放置床边，以利患者取用；指导患者维持良好的姿势；必要时建议患者使用手杖助行器，以增加其活动时的稳定性。衣服和鞋穿着要合适，大小适中，且有利于活动。

（3）预防意外：加强巡视，尤其是在患者洗漱及用餐时间，护士应加强意外的预防。患者使用利尿剂或镇静剂后，要严密注意其频繁如厕或精神恍惚而发生意外。

2. 饮食护理 增加富含钙质和维生素D的食物，适度摄取蛋白质和脂肪。戒烟酒，避免摄入过多咖啡因。

3. 心理护理 鼓励患者在保证环境安全的情况下，尽量做一些适度的体育运动。当发生骨折时，需限制活动，护士要协助患者及家属重新定位角色与责任，以利于患者的康复。

4. 用药护理 餐后服用钙制剂时要增加饮水量，减少泌尿系统结石形成的机会；可同时服用维生素D，以利于钙的吸收；

不可和绿叶蔬菜一起服用，因为会形成钙赘合物而减少钙的吸收。

5. 病情监测　定期进行骨质密度、血清钙、性激素及尿钙检测。

6. 疼痛护理

（1）使用硬板床，取仰卧位或侧卧位，卧床休息数天到1周。

（2）对疼痛部位给予湿热敷，可促进血液循环，减少肌肉痉挛，缓解疼痛。给予局部肌肉按摩，以减少因肌肉僵直所引发的疼痛。

（3）用药护理：准确评估疼痛的程度，协助医生使用止痛剂、肌肉松弛剂或抗炎药物。

四、健康指导

1. 疾病预防指导　合理的生活方式和饮食习惯可以在一定程度上降低骨量丢失的速率和程度，延缓和减轻骨质疏松的发生及发展。

2. 合理膳食　应有充足富钙食物摄入，如乳制品、海产品等。蛋白质、维生素的摄入也应保证。避免酗酒，长期高蛋白、高盐饮食。

3. 适当运动　指导患者进行步行、游泳、慢跑、骑自行车等运动，但应避免进行剧烈的、有危险的运动。运动要循序渐进，持之以恒。

4. 用药指导　嘱患者按时服用各种药物，学会自我监测药物不良反应。

5. 预防跌倒　加强预防跌倒的宣传教育和保护措施，如家庭及公共场所防滑、防绊、防碰撞措施。

五、护理评价

1. 血矿含量和骨矿密度指标控制满意。
2. 患者未发生跌倒。
3. 患者对治疗有信心，并主动配合治疗。

第十二节 垂体促甲状腺激素分泌瘤的护理指引

垂体促甲状腺激素（TSH）分泌瘤是临床少见疾病，指肿瘤自主分泌大量TSH，从而刺激甲状腺组织合成和分泌过量的甲状腺激素而引起甲亢。

一、护理评估

1. 病史 病毒感染及诱发因素，发病急缓及伴随症状等。
2. 身体评估 观察是否具有弥漫性甲状腺肿和甲亢症状，如低钾性周期性瘫痪、心房颤动，是否出现头痛、视野缺失、视力减退等表现。
3. 辅助检查 CT或MRI检查垂体肿瘤，甲状腺激素、促甲状腺激素检查，视野检查。

二、常见护理问题

1. 营养失调 低于机体需要量，与甲状腺激素分泌过量有关。
2. 腹泻 与甲亢导致胃肠功能紊乱有关。
3. 有感染的危险 与服用抗甲亢药物致白细胞降低有关。
4. 活动无耐力 与甲亢导致肌无力、肌萎缩有关。

三、护理措施

1. 基础护理　密切观察患者病情变化，评估患者心理状况，了解引起情绪变化的原因。保持环境的安静整洁，避免大声喧哗，室内光线不宜过强。

2. 心理护理　患者在治疗过程中易出现烦躁、易怒、抵抗等不利于治疗的负面情绪，护士应理解患者感受，主动进行交流，态度诚恳，语气温柔，帮助患者重新树立信心，积极配合治疗，争取早日恢复健康。

3. 用药护理　患者在疾病治疗中服用抗甲亢药物要严密监测肝功能变化，观察患者有无出现乏力、皮疹、皮肤瘙痒、皮肤巩膜黄染等症状、体征。

4. 饮食护理　嘱患者进食高热量、高蛋白、高维生素饮食，以维持身体需要量，避免进食芹菜、韭菜等富含纤维的食物，以免加重腹泻的发生。

四、健康指导

1. 告知患者有关该疾病的临床表现、治疗及护理。

2. 强调抗甲状腺药物长期服用的重要性，并定期复查血常规。

3. 教会患者掌握自我监测和自我护理方法，有效降低本病的复发率。

五、护理评价

1. 患者体重增加。

2. 患者活动耐力增加，活动时间延长。

3. 患者腹泻次数减少，大便正常。

4. 住院期间未出现感染的症状或体征。

第十三节　垂体前叶功能减退危象的护理指引

垂体前叶功能减退危象是指垂体前叶功能减退患者，在各种应激因素的侵袭下，病情发生急剧恶化，以致昏迷、休克的征象，如不及时诊治常可引起死亡。

一、护理评估

1. 病史　有无头痛、视力模糊、身高异常的病史，有无心脏病、高血压、甲亢、闭经等疾病。

2. 身体评估　观察有无乏力、皮肤色浅、腋毛及阴毛脱落，是否出现昏迷、休克、高热等危象表现。

3. 辅助检查　内分泌激素检查；血红蛋白、血糖、血钠、血氯、血胆固醇变化。

二、常见护理问题

1. 活动无耐力　与电解质紊乱低钠低氯有关。

2. 营养失调　低于机体需要量，与频繁恶心、呕吐有关。

3. 感染与缺乏　与多种激素导致机体抵抗力低下有关。

4. 知识缺乏　缺乏垂体功能减退症的相关知识。

5. 潜在并发症　休克。

三、护理措施

1. 一般护理　置患者于有良好抢救治疗环境的病房，保持病房安静，床边加护栏，以防坠床；抢救药物、器械备齐，持续吸氧。

2. 病情观察　密切观察患者生命体征、意识及瞳孔变化，观察患者皮肤黏膜的色泽、温度、湿度以反映组织循环情况。

3. 饮食护理　鼓励患者进食高热量、高蛋白、高维生素及粗纤维食物，注意食物的色、香、味及荤素合理搭配，保证足够的摄入，提高机体免疫力。

4. 预防感染　垂体危象最常见的诱因为感染，应合理使用抗生素，并协助患者保持呼吸道通畅，加强口腔护理及会阴部清洁。

5. 心理护理　及时给予患者安慰，鼓励患者说出内心感受，并注意与患者接触的方式方法，将病情告知家属，指导其认识疾病的特点，积极配合医疗护理。

四、健康指导

1. 向患者及其家属详细讲明本病的性质以及药物的用法、用量、副作用、规律用药的重要性，任意停药减药可导致危象发生。

2. 告知患者定期门诊复查，如遇应激情况，如感冒、外伤、胃肠功能紊乱等应及时就医，尽量少用镇静、安眠药物。

3. 告知患者平时建立合理的生活习惯，避免过度劳累、激动，预防感染，注意保暖，并保持良好的心理及乐观情绪。

4. 教育患者随身携带疾病卡，注明姓名、年龄、联系地址，标明疾病名称，如发现意识不清，要求他人立即送医院急救。

五、护理评价

1. 患者发生垂体危象得到抢救，意识、血压、生命体征恢复正常。

2. 患者活动耐力增加，活动时间延长。

3. 患者住院期间未发生跌倒、坠床等意外。

4. 患者恶心、呕吐症状缓解，电解质紊乱得到纠正。

第十四节 原发性甲状旁腺功能亢进症的护理指引

原发性甲状旁腺功能亢进是由于甲状旁腺本身的异常引起甲状旁腺激素（PTH）合成、分泌过多而导致的钙、磷和骨代谢紊乱的一种全身性疾病。其临床特点为高血钙、低血磷、碱性磷酸酶升高、骨骼病变和尿路结石。

一、护理评估

1. 病史 有无泌尿系结石、泌尿系感染史；有无骨折、骨痛、骨质疏松史；有无高血压病史。

2. 身体评估 观察患者是否出现关节畸形，骨压痛，行走困难，血钙 PTH 升高；有无骨折。

3. 辅助检查 血清钙、磷，血清碱性磷酸酶、甲状旁腺激素检查；X 线检查，骨密度测定，颈部超声等。

二、常见护理问题

1. 疼痛 与疾病导致骨痛、泌尿系结石、胰腺炎有关。

2. 有受伤的危险 与疾病导致骨质疏松有关。

3. 躯体活动障碍 与疾病引发骨折有关 。

4. 便秘 与血钙升高，抑制胃肠平滑肌蠕动有关。

5. 潜在并发症 高钙危象。

三、护理措施

1. 基础护理 保持床单元干净整洁，预防患者感染、压疮的发生。对于骨痛明显、严重骨质疏松患者应嘱其卧床休息。

2. 饮食护理 适当摄取蛋白质和脂肪，戒烟戒酒，避免摄入过多的咖啡因。

3. *病情观察* 定时评估血压、心率、脉搏、呼吸频率的变化。监测血清钙、骨密度、尿钙磷水平。观察患者是否有厌食、恶心、呕吐、精神萎靡不振、心律失常、心电图异常等高钙危象的表现。

4. *疼痛护理* 有骨痛患者指导其使用硬板床采取仰卧位或侧卧位，对于疼痛部位给予湿热敷、局部肌肉按摩等缓解疼痛。

5. *安全护理* 保证环境安全，预防跌倒。加强日常生活护理，对行动不便者将日常所需物品放置床旁以利于患者取用。指导患者在改变姿势时动作缓慢，必要时使用助行器，加强巡视，谨防意外发生。

6. *排便护理* 鼓励患者多活动以刺激肠蠕动促进排便，指导患者适当增加食物中纤维素，并进行腹部按摩，增加肠蠕动，必要时给予缓泻剂。

四、健康指导

1. 指导患者均衡饮食的重要性，合理饮食。
2. 每天坚持合理户外运动，要循序渐进，持之以恒。
3. 告知家庭成员，注意家庭安全对患者的重要性。

五、护理评价

1. 患者骨痛症状较入院时有所缓解。
2. 患者在发生疼痛时，能第一时间通知医生并给予对症处理。
3. 患者住院期间未发生跌倒、坠床等意外。
4. 患者日常生活需求得到满足。
5. 患者在住院期间未发生高钙危象或发生高钙危象时给予处理。

第十五节　假性甲状旁腺功能减退的护理指引

假性甲状旁腺功能减退是由于甲状旁腺激素（PTH）合成或分泌减少而引起的钙、磷代谢异常。临床表现以神经肌肉兴奋性增高、低血钙、高血磷和异位钙化为特征。自腺体至靶组织细胞之间任何环节的缺陷均可引起甲状旁腺功能减退，是一种少见的家族性疾病。

一、护理评估

1. 病史　家族遗传史，是否使用过抑制甲状腺激素合成的药物，甲亢患者是否接受过手术放射治疗或药物治疗。

2. 身体评估　是否出现四肢刺痛、发麻、手足痉挛、僵直，是否伴有先天性发育畸形。

3. 辅助检查　血钙、尿钙检查，血生化检查，X 线检查。

二、常见护理问题

1. 有受伤的危险　与低血钙引起的手足搐搦、肌肉痉挛有关。

2. 自我形象紊乱　与异常钙化引起的皮肤粗糙、毛发脱落及先天发育缺陷有关。

3. 气体交换受损　与低钙引起的喉肌痉挛有关。

4. 知识缺乏　缺乏疾病保健及用药相关知识。

三、护理措施

1. 严重低血钙的护理

(1) 患者出现抽搐时应立即予以平卧，头偏向一侧，迅速用开口器或舌钳以防止舌咬伤和舌后坠，并及时吸氧，保持呼吸道通畅，建立静脉通道。

（2）密切监测患者心率、血压、意识、精神状态的改变，准确记录24小时出入量，正确采集血标本送检。

（3）根据病情需要调节输液速度，确保静脉输液通畅，无液体外渗。护理操作时动作要轻柔，避免各种不良刺激引起患者情绪波动，注意保暖。

2. 非急性发作期护理

（1）应及时告知患者及家属此病是遗传基因缺陷病，且无特效治疗，应早发现、早治疗，防止出现不可逆病理损害和病程进展，终生补充钙和维生素D是防止急性发作和阻止病情进一步发展的有效方法。

（2）加强记忆训练：防止记忆功能进一步衰退，护理人员应有意识地训练患者的记忆，每日记忆训练应由简单到复杂循序渐进。

（3）心理护理：本病发作时病情凶险，患者及家属有明显的恐惧和焦虑，情绪高度紧张，对此医护人员应主动与患者接触，向患者及家属讲解疾病的相关知识，使其积极配合治疗和护理，通过用药控制病情，同时提高生活质量。

四、健康指导

1. 向患者及家属讲解假性甲状旁腺功能减退的疾病相关知识，使其了解定期门诊随访，坚持到医院复诊的重要性。

2. 应定期复查血钙，防止低血钙引起的抽搐，避免加重智力障碍。

3. 告知患者终生服用钙制剂，指导患者坚持服药，勿自行增减药量，若出现手足抽搐，立即就医。

4. 指导进食高钙低磷饮食，含钙高的食物有各种奶制品、虾皮、海带、紫菜、榨菜、黑木耳等；限制患者进食肉类、坚果等含磷高的饮食，以免高磷影响钙的吸收。

五、护理评价

1. 患者电解质紊乱得到纠正。
2. 患者呼吸道通畅，无外伤。
3. 患者及家属对疾病相关知识有所了解。

第十六节　库欣综合征的护理指引

库欣综合征是由多种原因引起的以高皮质醇血症为特征的临床综合征，主要表现为满月脸、多血质外貌、向心性肥胖、痤疮、紫纹、高血压、低血钾、继发性糖尿病和骨质疏松等。

一、护理评估

1. *病史*　有无高血压、糖尿病病史；有无骨质疏松、骨折史，有无便秘、泌尿系结石；有无月经不调、闭经、性功能下降。

2. *身体评估*　生命体征及意识状态，尤其是体温、血压的观察，有无精神异常，营养状态评估，皮肤黏膜观察。

3. *辅助检查*　24小时尿游离皮质醇检查、地塞米松抑制试验。B超或CT检查肾上腺是否有肿瘤或增生结节。

二、常见护理问题

1. *自我形象紊乱*　与库欣综合征引起身体外观改变有关。
2. *体液过多*　与糖皮质激素过多引起水钠潴留有关。
3. *有感染的危险*　与皮质醇增多有关。
4. *有受伤的危险*　与蛋白质代谢异常和钙吸收障碍有关
5. *潜在并发症*　心力衰竭、脑血管意外、类固醇性糖尿病。

三、护理措施

1. 一般护理　提供安全舒适的环境，保证患者的睡眠，尽量取平卧位，抬高双下肢，以利于静脉回流。

2. 饮食指导　给予高蛋白、高钙、高钾、低钠、低热量、低碳水化合物饮食。

3. 心理护理　患者因体态外貌改变，往往产生困扰和悲观情绪，应给予耐心解释和疏导，并鼓励家属给予心理支持。

4. 病情观察　注意观察血压、心率、心律变化以及早期发现高血压对心脏的影响；观察有无低钾血症的表现，如恶心、呕吐、腹胀、乏力、心律失常。

5. 用药护理　应用肾上腺皮质激素合成阻滞药治疗时，应注意观察药物疗效及副作用。

6. 感染和外伤的预防和护理　对患者及家属进行日常卫生指导，如皮肤、阴部、衣着、用具等卫生清洁，减少感染机会；减少安全隐患，有骨质疏松和骨痛的患者应注意休息，避免过度劳累；给患者进行药物注射和护理操作时动作轻柔，避免擦伤皮肤引起广泛性皮下出血。

四、健康指导

1. 告知患者相关疾病过程及治疗方法，指导患者正确用药，学会观察药物疗效及不良反应。

2. 教会患者自我护理，保持个人卫生，避免感染，保持心情愉快。

3. 告知患者在日常生活中要注意交通安全，防止剧烈运动，以免发生骨折。

4. 指导患者合理饮食，以进食高蛋白、高钾、高钙饮食为原则。

五、护理评价

1. 患者住院期间未发生感染。

2. 患者住院期间未发生跌倒、骨折、坠床等意外。

3. 患者未出现皮肤破溃并掌握相关的皮肤护理知识。

4. 患者住院期间四肢水肿症状得以缓解。

第十七节　原发性醛固酮增多症的护理指引

原发性醛固酮增多症是一种因肾上腺皮质肿瘤或增生、分泌过多的醛固酮所致的，以高血压、低血钾、低血浆肾素及高醛固酮为主要特征的疾病。多见于青少年男性，可为家族性或散发性。

一、护理评估

1. *病史*　有无高血压、心脏病；有无脑血管意外发生；有无肾功能不全病史。

2. *身体评估测量*　生命体征，尤其是血压、心率、血钾、蛋白尿水平。

3. *辅助检查*　血钾、尿钾与尿钠的观察，醛固酮、肾素－血管紧张素的测定，24 小时尿 17－羟皮质类固醇及 17－酮类固醇测定，卡托普利试验。

二、常见护理问题

1. *有受伤的危险*　与原发性醛固酮增多引起的血压升高有关。

2. *活动无耐力*　与原发性醛固酮增多导致的肌无力有关。

3. *电解质平衡紊乱*　与钾离子排泄增加、钠离子吸收增加有关。

4. 知识缺乏　缺乏原发性醛固酮治疗的相关知识。

三、护理措施

1. 基础护理　保持病室环境安静、舒适，减少室内人员走动，室内温度、湿度、光线适宜。

2. 病情监测　监测血压变化，必要时遵医嘱给予口服降压药，监测血钾变化，保证电解质、酸碱平衡。

3. 饮食护理　给予患者低盐饮食，减少水钠潴留，鼓励患者多食含钾高的食物及水果，减少脂肪摄入，限制饮酒。

4. 心理护理　及时了解患者心理变化，多与患者进行交流，语气轻柔，耐心倾听患者不适主诉，鼓励患者家属给予更多关心，建立良好家庭支持系统。

四、健康指导

1. 指导患者进食高蛋白、高热量、高钾、低钠饮食。

2. 向患者讲解口服补钾的注意事项，减少对胃肠道的刺激。

3. 指导患者监测血压的变化，遵医嘱合理用药，对于长期使用激素治疗的患者注意告知激素治疗的不良反应。

4. 指导患者进行适当的功能锻炼，制订活动计划。

5. 定期复查肝肾功、电解质及醛固酮。

五、护理评价

1. 患者住院期间未发生跌倒、坠床等意外。

2. 患者主诉活动耐力增加，活动时间延长。

3. 电解质紊乱得以纠正。

≪第四章

内分泌科常见症状的护理指引

第一节 乏力的护理指引

乏力是内分泌科常见的症状之一，是一种非特异性症状，主要来自患者的自身感受。

一、护理评估

1. 病史 询问患者乏力发生的时间，有无规律，有无明显诱因，是否可进行正常的日常活动。

2. 身体评估 评估患者肌力、肌张力等。

二、护理措施

1. 基础护理 嘱患者尽量卧床休息，外出检查时坐轮椅并有专人陪伴。护士加强巡视，日常物品、呼叫器等置于触手可及处。必要时协助患者如厕、洗漱。

2. 饮食护理 对于甲状腺功能亢进患者可进食高热量、高蛋白、高维生素饮食，每日进食足够的碳水化合物，以保证身体需要。库欣综合征、原发性醛固酮增多症患者可进食含钾丰富的食物如橘子，血糖不高者可进食香蕉等，进食优质蛋白，如牛奶、鱼虾等。

3. 疾病护理 根据患者病情，遵医嘱给予补钾、抗甲亢等药物，检测相应项目的变化。

4. 安全护理　嘱患者活动时穿大小合适的鞋子，衣裤避免过长，病房内活动时可专人陪伴或扶墙行走，避免跌倒。病房地面无水渍，无杂物。

三、健康指导

1. 向患者及家属讲解有关病因，注意饮食的种类。
2. 出现乏力时及时就医，明确病因后配合治疗。
3. 生活要有规律，并注意个人安全。

第二节　消瘦的护理指引

消瘦是指摄入的营养低于机体需要，实际体重低于标准体重的20%或体重指数小于18.5kg/m^2。常见于甲状腺功能亢进症、1型与2型糖尿病（非肥胖症）、肾上腺皮质功能减退症、嗜铬细胞瘤、内分泌系统恶性肿瘤、神经性厌食等。

一、护理评估

1. 病史　评估患者既往史，是否有甲状腺功能亢进、糖尿病、嗜铬细胞瘤、内分泌恶性肿瘤。

2. 身体评估　身高、体重、BMI、皮下脂肪厚度、臀围、腰围。

二、护理措施

1. 基础护理　保证病室内环境干净整洁，光线明暗适宜，温、湿度适宜，为患者提供安静的睡眠环境，嘱患者尽量卧床休息。减少人员走动，嘱家属减少探视，外出检查专人陪同。日常用品及呼叫器置于触手可及处。护士协助患者完成日常生活护理，及时更换衣物。绝对卧床的患者应协助其每2小时定时翻身，足跟等部位可垫软枕，必要时骨突、受压发红处给予赛肤润涂擦、安普贴保护，避免长时间挤压造成局部缺血，引起压疮。

2. 安全护理　保证病室地面无水渍、杂物，衣裤长短适宜。将患者安排在靠近卫生间的床位，合理安排患者检查检验项目，必要时推轮椅外出。

3. 饮食护理　为患者提供高热量、高蛋白、易消化饮食，饮食做到营养均衡，色、香、味俱全。进食量宜由少渐多，开始时少食多餐，以后逐渐增加进食量并减少进食次数，最终过渡到正常饮食。可适量增加新鲜蔬菜和水果的摄入。

4. 心理护理　对于神经性厌食的患者应向其解释维持标准体重的重要性，介绍消瘦对身体产生的危害。帮助患者建立正确的健康观念，指导患者建立良好的饮食习惯，避免偏食、厌食和过度节食。对由疾病导致消瘦的患者，应向其解释原因，使其能够积极配合治疗，帮助其制订合理的膳食计划，有效补充营养摄入。

三、健康指导

1. 向患者及家属讲解有关病因，注意营养的摄入。
2. 出现消瘦时及时就医，明确病因后配合治疗。
3. 注意基础护理并保证患者的安全。

第三节　恶心、呕吐的护理指引

恶心是一种特殊的主观感觉，表现为胃部不适和胀满感，常为呕吐的前奏，多伴有流涎与反复的吞咽动作；呕吐是一种胃的反射性强力收缩，通过胃、食管、口腔、膈肌和腹肌等部位的协同作用，迫使胃内容物由胃、食管经口腔急速排出体外。恶心、呕吐可由多种不同的疾病和病理生理机制引起。

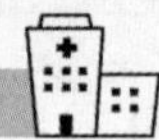

一、护理评估

1. 健康史　与恶心、呕吐相关的疾病，有无服药、物理化学等相关刺激因素。

2. 身体状况

（1）评估呕吐的时间、性质，呕吐物的性状和量，既往有无同样发病史，与进食、饮酒、药物或毒物、精神因素等关系。

（2）观察有无腹痛、腹泻或便秘、头痛、眩晕等伴随症状。

（3）评估腹部体征，如胃肠蠕动波，腹部压痛、反跳痛、肌紧张，腹部包块，肠鸣音、振水音等。

（4）对于频繁、剧烈呕吐者，评估血压、尿量、皮肤弹性及有无水、电解质平衡紊乱等症状。

3. 实验室及辅助检查　胃镜，X线钡餐检查，腹部B超。

4. 心理－社会状况　有无痛苦焦虑、恐惧等情绪反应，家庭社会有何反应。

二、恶心、呕吐护理措施

1. 防止误吸　有恶心、呕吐时应协助患者上半身抬高，侧卧位。

2. 防止水、电解质失衡

（1）严重呕吐时需注意有无尿少、口渴、皮肤黏膜干燥等脱水现象。

（2）剧烈呕吐而禁食者应及时补充丢失的水分和电解质。

（3）准确记录入水量、进食量、尿量、排便量、呕吐量及出汗情况，以作输液参考。

3. 呕吐后的护理

（1）呕吐停止后给患者漱口，清理被污染的衣服及环境。

（2）适当休息。

（3）如呕吐不严重，可每次进少量易消化食物。

三、健康教育

1. 保持情绪的安定与舒畅。

2. 病室尽量布置得清洁、安静、舒适。避免异味的刺激。呕吐后应立即清除呕吐物，以避免恶性刺激，并用温开水漱口，保持口腔清洁。

3. 注意饮食卫生，饮食营养易消化，可采取少食多餐的方法。

4. 为防止脱水，应保持每天的液体摄入量，平时宜多吃一些西瓜、生梨、甘蔗等水果。

5. 呕吐严重者，须卧床休息。

6. 保持大便通畅。

7. 呕吐严重者，可在食前口中含一片生姜，以达到暂时止吐的目的。

第四节 头痛的护理指引

局限于头颅上半部，包括眉弓、耳轮上缘和枕外隆突连线以上部位的疼痛统称头痛。

一、护理评估

1. 健康史　性别、年龄、诱发因素、长期生活地域及气候、既往史、疫苗接种史、是否到过疫区生活。

2. 身体状况　头痛的性质、时间、程度、部位，头痛发生的方式及经过，是否伴有其他症状或体征。

3. 实验室及辅助检查　血生化、经颅多普勒、CT 及 MRI 等检查。

4. 心理－社会状况　了解患者的心理反应及对疾病知识的认知程度。

二、护理措施

1. 密切观察患者意识、瞳孔、生命体征变化。

2. 头痛剧烈、频繁呕吐、入睡困难者，可酌情给予镇痛、安眠对症处理。

3. 遵医嘱服药，告知药物作用、不良反应，让患者了解药物依赖性或成瘾性的特点。

4. 患者呕吐时，头偏向一侧并及时清除呕吐物，防止误吸。

三、健康教育

1. 心理护理：理解患者的痛苦，耐心解释、适当诱导，解除其思想顾虑，鼓励患者身心放松，树立信心，积极配合治疗。

2. 保持环境安静、舒适、光线柔和。嘱患者卧床休息，注意饮食节制，戒烟酒。

3. 避免诱发因素：指导患者缓慢深呼吸，听轻音乐，冷、热敷以及理疗、按摩等缓解疼痛。

第五节　高热的护理指引

高热在临床上属于危重症范畴，指腋下温度在 39.1～40℃之间者。

一、护理评估

1. 健康史　了解发热的原因及诱因。

2. 身体状况

(1) 评估体温、脉搏、呼吸、血压，注意热型、病程及伴随症状，观察皮肤有无出疹、出血点、黄染等。

（2）评估患者意识状态。

（3）评估患者皮肤的温度、湿度及弹性。

3. 实验室及辅助检查 结合病史及体征有针对性地进行辅助检查，血培养，生化检查。

4. 心理-社会状况 因发热原因不明，患者及家属焦虑不安。

二、护理措施

1. 绝对卧床休息：严密观察病情变化，体温高于38.5℃时，应每4小时测量一次体温、脉搏、呼吸。

2. 给予高热量、高蛋白、高维生素、易消化的流质或半流质饮食，保证每日摄水量达2500～3000ml。

3. 体温高于39℃以上者，应给予物理降温，如冷敷、温水擦浴；药物降温，以降低代谢率，减少耗氧量。

4. 加强口腔护理，每日2～3次，饮食前后漱口，口唇干裂者可涂石蜡油。

5. 对于躁动患者，护士应加强巡视或允许亲人陪护，防止发生意外，同时加用护栏，必要时用约束带，以防碰伤或坠床。

6. 保持病室安静，减少探视，室内空气清新，定时开窗通风，做好患者保暖工作，防止患者受凉、感冒。

7. 做好心理护埋，热情对待患者，对高热患者应尽量满足其合理需求，保持其心情愉快。

三、健康教育

1. 体温升高的早期表现，如出现精神不振、畏冷、寒战、肢端发凉等时，应及时通知医生。

2. 绝对卧床休息，减少活动，注意保暖。

3. 加强营养，进食高热量、高蛋白、高维生素、易消化的流质或半流质饮食。

4. 使用冰袋物理降温时，禁用部位：枕后、耳廓、阴囊、心前区、腹部和足心，告知患者切勿随意变换冰袋位置。

5. 高热退去后，如有大量出汗应及时给予更换衣物，保持皮肤清洁干爽，加强口腔护理。

第六节　疼痛的护理指引

疼痛是一种与组织损伤或潜在组织损伤相关的感觉、情感、认知和社会维度的痛苦体验，疼痛被确定为继血压、呼吸、脉搏、体温之后的“第五大生命体征”。

一、护理评估

1. 健康史　疼痛产生的原因，外伤史，有无引起疼痛的相关疾病。

2. 身体状况　发病情况，疼痛的部位、程度及性质，影响疼痛的因素等。

3. 实验室及辅助检查　X 线、头颅 CT、脑血流图、脑血管造影及眼底检查。

4. 心理－社会状况　注意评估患者有无因疼痛导致的记忆力减退、失眠、情绪淡漠、焦虑、恐惧等心理反应。

二、护理措施

1. 解除疼痛刺激源　如外伤引起的疼痛，采取止血、包扎、固定等措施。

2. 药物止痛　药物止痛是临床解除疼痛的主要手段。给药途径可有口服、注射、外用、椎管内给药等。

3. 心理护理

(1) 建立良好的护患关系，尊重并接受患者对疼痛的反应。

(2) 介绍减轻疼痛的措施，有助于减轻患者焦虑、恐惧等负面情绪，从而缓解疼痛压力。

(3) 通过参加有兴趣的活动、看报、听音乐、与家人交谈、深呼吸、放松按摩等方法分散患者对疼痛的注意力来减轻疼痛。

(4) 满足患者对舒适的需要，帮助变换体位，减少压迫；做好各项清洁卫生护理，保持室内环境舒适。

(5) 做好沟通解释，取得家属的帮助与支持。

三、健康教育

1. 告知患者及家属疼痛的原因或诱因以及减轻疼痛的方法，包括听音乐、分散注意力等放松疗法。

2. 按时服药，缓释片及控释片绝不能切开服用、咀嚼或研磨。

3. 鼓励患者主动向医护人员描述疼痛的程度。

4. 在医生的指导下进行止痛治疗，规律服药，不宜自行调整止痛药剂量和止痛方案。

第七节　心悸、胸闷的护理指引

心悸是指患者自觉心跳或心慌，伴心前区不适感。多在心跳加强、加快、减慢或跳动不规则时产生，是常见临床症状。胸闷是一种自觉症状，自己感觉就是胸部胀闷、呼吸不畅，甚至是呼吸困难。胸闷轻则是一种神经性的疾病，重则可以是心脏病，比如说冠心病、心肌病。

一、护理评估

1. 健康史　与心悸发作相关的疾病史或吸烟史，饮刺激性饮料或精神刺激的相关因素等。

2. 身体状况　观察心悸、胸闷发生时脉搏、呼吸、血压的变化；必要时对脉搏、血压行24小时动态观察，评估心悸发作时有无阵发性眩晕、疲乏表现。

3. 实验室及辅助检查　进行心电图、超声心动图、心功能检查等。

4. 心理－社会状况　是否将心悸、胸闷与心脏病联系在一起而产生紧张焦虑的情绪，评估心悸、胸闷对心功能及日常生活的影响。

二、护理措施

1. 卧床休息，严密观察病情变化，必要时给予氧气吸入。

2. 监测心电图或动态心电图，学会自测脉搏。

3. 严格控制输液速度。

4. 遵医嘱检测电解质、心肌酶、肌钙蛋白等变化。

三、健康教育

1. 避免情绪紧张、激动，掌握自我排解不良情绪的方法，保持心情舒畅，积极配合治疗和护理。

2. 饮食原则：低盐、低脂、清淡易消化，多进食新鲜蔬菜水果、豆制品、菌类等。忌烟酒、辛辣，少饮浓茶、咖啡等。

3. 生活规律，避免过劳；注意防寒保暖，切忌受冷；保证充足睡眠，养成良好的排便习惯。

4. 遵医嘱按时按量服药，严禁随意增减药物剂量。

第八节 多尿的护理指引

多尿是指成人持续每日尿量大于2500ml。

一、护理评估

1. 健康史 现病史、既往史，有无糖尿病、高钙血症等。

2. 身体状况 有无内分泌紊乱，尿量、尿色、性状等。

3. 实验室及辅助检查 血常规、血生化、24小时尿渗透压等检查。

4. 心理-社会状况 了解患者及家属的心理反应，对疾病知识的认知程度及家庭支持能力。

二、护理措施

1. 严密监测血压、体温、脉搏、呼吸及体重变化，监测电解质、肾功能有无异常。

2. 观察患者有无口唇干瘪等脱水症状，有无嗜睡、反应迟钝、昏迷等渗透压升高的表现，及时通知医生。

3. 准确记录患者24小时出入量，观察患者尿糖、尿渗透压的变化。

三、健康指导

1. 低钠患者应进食高钠食物，如咸菜、盐开水；高钠患者多饮白开水，利于钠离子排出。

2. 夜间多尿而失眠、疲劳以及精神焦虑等患者应加强护理照护，防止跌倒、坠床。

第九节　腹泻的护理指引

腹泻是一种常见临床症状，是指排便次数明显增多超过平日习惯，粪便稀薄，水分增加，每日排便量超过200g，或含未消化的食物、脓血、黏液等。腹泻常伴有排便急迫感、肛门不适、失禁等。

一、护理评估

1. 健康史　现病史、既往史、过敏史及家族史。

2. 身体状况　饮食习惯，年龄，营养状况，有无消瘦、贫血体征，腹部体征，有无腹胀、腹部包块、压痛，肠鸣音有无异常。

3. 实验室及辅助检查　正确采集新鲜粪便标本送检。

4. 心理－社会状况　是否由于压力过大、情绪过度紧张引起肠道运动和分泌吸收功能紊乱的腹泻。

二、护理措施

1. 观察排便情况、伴随症状、全身情况及生化指标。

2. 饮食以少渣、易消化食物为主，避免生冷、多纤维、刺激性食物。急性腹泻应根据病情和医嘱，给予禁食、流食、半流食或软食。

3. 药物：应用止泻药时注意观察患者的排便情况，腹泻得到控制时应及时停药。

4. 皮肤：观察肛周皮肤情况。排便后应用温水清洗肛周，保持清洁干燥，涂抹无菌凡士林或抗生素软膏以保护肛周皮肤。

5. 监测生命体征、神志、尿量的变化；有无口渴、口唇干燥、皮肤弹性下降、尿量减少、神志淡漠等脱水表现；有无乏力、心律失常等低钾血症的表现。

6. 及时补充液体、电解质、营养物质，以满足患者的生理需要，补充额外丢失量，恢复和维持血容量。

三、健康指导

1. 向患者及家属讲解有关病因，注意饮食卫生。
2. 发生腹泻时应及时就医，明确病因后配合治疗。
3. 慢性腹泻的患者注意饮食的种类及生活规律情况。

第十节　便秘的护理指引

便秘是内分泌常见症状，主要是指排便次数减少、粪便量减少、粪便干结、排便费力等。有些患者排便次数 <3 次/周，严重者 2~4 周排便一次。有些患者每日排便数次，但排便困难，每次排便时间可达到 30 分钟，粪便坚硬且数量极少。

一、护理评估

1. 健康史　既往的饮食习惯、年龄及运动情况。
2. 身体状况　是否出现腹胀、腹痛、食欲减退，或出现全身不适、头疼、头晕、烦躁、失眠等症状。
3. 实验室及辅助检查　结（直）肠镜检或钡剂灌肠。
4. 心理－社会状况　是否因心理压力、紧张情绪而导致便秘。

二、护理措施

1. 观察排便间隔时间、大便形状、便后有无出血、腹部有无硬块、有无腹痛等情况。
2. 合理安排膳食：保证饮食中纤维素的含量和充足的水分

摄入。

3. 适当的运动。

4. 提供适当的排便环境，协助患者采取最佳的排便姿势，以合理地利用重力和腹内压。

5. 进行适当的腹部按摩，顺结肠走行方向作环行按摩，刺激肠蠕动，帮助排便。

6. 指导或协助患者正确使用简易通便法，如使用开塞露、甘油栓等。

7. 正确使用缓泻剂，告知患者不宜长期使用缓泻剂。

三、健康指导

1. 选用有助润肠通便的食物。
2. 重建良好的排便习惯。
3. 保证有良好的排便环境。
4. 指导使用通便药物。
5. 避免药物副作用。

第十一节　浮肿的护理指引

组织间隙过量的体液潴留称为水肿，通常指皮肤及皮下组织液体潴留。根据分布范围，浮肿可表现为局部性或全身性。

一、护理评估

1. 健康史　病史、既往史、过敏史及家族史。

2. 身体状况

（1）全身性浮肿。

（2）局限性浮肿，液体局限性积聚于身体局部组织间隙。

（3）评估浮肿程度，轻度：见于眼睑、踝部及胫前皮下组织，体重增加约5%。中度：全身疏松组织均可见水肿，体重增加10%以上。重度：全身组织明显水肿，可有胸水、腹水、浆膜腔积液。

3. 实验室及辅助检查　评估血和尿常规、全项生化、血气分析等实验室检查，影像检查，心电图报告等。

4. 心理－社会状况　因浮肿而产生的焦虑、恐惧等情绪反应，自我形象紊乱，活动受限。

二、护理措施

1. 休息　轻度浮肿者必须限制活动，严重浮肿及心、肝、肾功能不全者，宜卧床休息。

2. 卧位　眼睑、面部浮肿患者枕头应稍高；双下肢浮肿者应尽量平卧，休息时应抬高双下肢30°~45°，利于血液循环以减轻浮肿。胸水、腹水者取坐位或半坐卧位。

3. 钠、水的摄入量　原则上予少盐饮食，每日2~3g为宜。

4. 皮肤护理

（1）衣着柔软、宽松，床单位整洁、干燥、无皱褶，翻身时避免拖、拉、拽，以免水肿部位皮肤受摩擦和破损。

（2）预防皮肤感染：使用利尿剂、尿频者注意会阴部清洁。

5. 用药护理

（1）合理安排用药时间：利尿剂不宜在晚间服用，以免影响睡眠。

（2）观察药物疗效：记录24小时出入量，观察浮肿有无消退。

（3）观察药物不良反应：用药期间根据需要测定血清电解质浓度。

三、健康教育

1. 告知患者出现浮肿的原因，与水、钠潴留的关系。

2. 合理安排每天食物的含盐量和饮水量。

3. 指导患者避免进食含钠丰富食品。

4. 介绍相关药物的名称、用法、剂量、作用和不良反应，并告诉患者不可擅自加量、减量和停药。

≪第五章

内分泌科危重患者监护的护理指引

第一节　危重症患者的护理指引

一、加强基础护理

1. 病室环境干净、整洁、安静，温度、湿度适宜，定时给予通风换气。

2. 做到患者三短九洁：即头发、胡须、指甲短；眼、口、鼻、手、足、会阴、肛门、皮肤、头发洁。

3. 做好口腔护理，预防口腔感染（表 5－1－1）。

表 5－1－1　口腔问题及护理

口腔问题	护理
常规	生理盐水清洗口腔，每日 2 次。定时监测口腔内 pH
口腔出血	3% 过氧化氢擦洗后再用生理盐水清洗
霉菌感染	1% ~4% 碳酸氢钠溶液擦洗
绿脓杆菌感染	0.1% 乙酸溶液擦洗
口臭	2% 甲硝唑液漱口与冲洗
口腔黏膜溃疡	涂冰硼散、锡类散等敷于溃疡处或口腔溃疡贴膜
口唇干裂	涂唇膏或液状石蜡

二、严密观察病情变化

1. 严密观察意识、瞳孔、肢体活动，做好生命体征监测。

2. 观察尿量。

3. 备好急救药品和物品，发现问题及时给予处理。

三、保持呼吸道通畅

1. 及时清除口腔、气道分泌物或呕吐物，避免误吸，防止舌后坠。意识清醒者，应鼓励咳嗽排痰。

2. 昏迷患者按需吸痰，吸痰前予以高浓度氧气吸入，操作宜轻柔，每次抽吸时间不超过 15 秒，防止因呛咳过于剧烈而增加颅内压。

3. 严格无菌操作，吸痰管每次更换，不可反复使用。

4. 加强翻身、叩背、体位引流，以利于痰液排出，可以防止吸入性肺炎发生。

四、做好眼睛护理

眼睑闭合不全，角膜外露易发生角膜感染或溃疡，应做好眼部护理。

1. 用凡士林纱布覆盖双眼或戴眼罩，用无菌纱布、胶布牵拉上下眼睑使之闭合。

2. 定时点滴抗生素眼液，睡前外涂抗生素眼膏。对分泌物较多者应先用无菌生理盐水清洗后再涂眼膏。

3. 有角膜光泽消失或浅层混浊时，应请眼科医生协助处理，将上下眼睑闭合。

五、加强皮肤护理

1. 意识不清、肢体活动障碍、大小便失禁和特殊体位的患者应加强皮肤护理，根据患者皮肤情况准备压疮垫或气垫床。

2. 每2小时翻身一次，翻身时避免拖、拉、推患者，保持床单元平整、无渣，避免潮湿、摩擦及排泄物的刺激，保持皮肤的清洁干燥。

3. 严格执行床旁交接，仔细检查并记录，发现问题及时处理。

六、饮食护理

1. 保证患者足够的摄入量。

2. 根据病情给予高热量、高蛋白质、高维生素、易吸收的流质饮食。

3. 对不能进食的患者应尽早留置胃管，给予肠内营养或肠外营养支持治疗。

4. 做好胃管及鼻饲的护理。

七、排泄护理

1. 观察排便情况：观察大便的量、颜色和性状，便秘者使用缓泻剂或开塞露。

2. 留置尿管的患者，每日用安尔碘消毒尿道口两次，注意患者的主诉并观察尿液情况，发现异常及时处理。

3. 定期更换导尿管，尿管的更换频率通常根据导尿管的材质决定，一般为1~4周更换一次，尿袋每周更换1~2次。

4. 留置尿管期间，若病情允许应鼓励患者每日摄入2000ml以上水分（包括口服和静脉输液等），达到冲洗尿道的目的。

5. 训练膀胱反射功能，可采用间歇性夹管方式。夹闭导尿管，每3~4小时开放一次，使膀胱定时充盈和排空，促进膀胱功能的恢复。

第二节 生命体征的监测指引

一、体温监测

1. 体温升高　多见于糖尿病合并感染、甲状腺危象、中枢性高热。

（1）中枢性体温升高：多见于糖尿病合并感染，甲状腺危象，常同时伴有意识障碍、尿崩及上消化道出血等症状，体温骤升，持续数小时、数日。此时药物解热剂一般无效，主要是以物理降温为主。

（2）周围性体温升高：多见于感染引起的炎症，可采取药物或物理降温。

2. 体温降低　多见于营养不良、多器官功能衰竭、下丘脑损伤或濒临死亡的患者，可采取保暖措施。

二、循环功能监测

1. 心率、心电监护　心率改变多见于心力衰竭及感染所致的体温升高（一般体温每升高1℃，脉搏增加15~20次/分）。

2. 中心静脉压监测　中心静脉压能判定患者心功能和血容量状态，其正常值为6~12cmH_2O。

三、血压监测

1. 血压过高　多见于原发性高血压、颅内高压导致的高血压，以及脑血管疾病的患者因血管痉挛所致的血压升高。

2. 血压过低　多见于容量不足、脱水过度、感染或过敏性休克所致的有效循环血量不足，以及心血管调节中枢受损导致的血压下降。

四、呼吸监测

1. 频率异常

(1) 呼吸频率加快（>24 次/分）：多见于发热、疼痛、甲状腺功能亢进等，一般体温每升高 1℃，呼吸频率大约增加 3～4 次/分。

(2) 呼吸频率减慢（<12 次/分）：多见于颅内压增高、巴比妥类药物中毒等。

2. 深度异常

(1) 深度呼吸：是一种深而规则的大呼吸，多见于糖尿病酮症酸中毒，又称库斯莫呼吸。

(2) 浅快呼吸：是一种表浅而不规则的呼吸，有时呈叹息样，可见于呼吸肌麻痹、某些肺部疾病等。

3. 节律异常

(1) 潮式呼吸：多见于中枢神经系统疾病，如脑炎、颅内压增高等。

(2) 间断呼吸：比潮式呼吸更为严重，预后不良，常在临终前发生。

第三节　意识障碍的观察指引

意识是中枢神经系统对内外环境的刺激所做出的有意义的应答能力，其构成包括意识内容和觉醒状态。传统方法分为清醒、嗜睡、浅昏迷、昏迷和深昏迷五级。

一、评定方法（格拉斯哥昏迷评分表，GCS）

评定睁眼、语言及运动反应（表 5－3－1），三者相加表示意识障碍程度。最高 15 分，表示意识清醒，8 分以下为昏迷，最低 3 分，分数越低表明意识障碍越严重（表 5－3－2）。

表 5－3－1　格拉斯哥昏迷评分表

睁眼反应	计分	言语反应	计分	运动反应	计分
自主睁眼	4	回答正确	5	遵医嘱活动	6
呼唤睁眼	3	回答错误	4	刺痛定位	5
刺痛睁眼	2	语无伦次	3	躲避刺痛	4
不能睁眼	1	只能发声	2	刺痛肢曲	3
		不能发声	1	刺痛肢伸	2
				不能活动	1

表 5－3－2　意识障碍程度

分类	GCS 评分	患者表现
清醒	13～15 分	定向功能好
嗜睡	9～12 分	唤醒后很快入睡
浅昏迷	7～8 分	患者表现意识丧失，给予疼痛刺激后，出现回避动作和痛苦表情；吞咽、咳嗽、角膜和瞳孔对光反射存在，睁眼反应消失或偶见
中昏迷	4～6 分	较浅昏迷重，对疼痛刺激无反应，四肢完全处于瘫痪状态；吞咽、角膜、咳嗽及瞳孔反射明显减弱；腱反射亢进，病理反射阳性
深昏迷	3 分	所有深浅反射消失；患者眼球固定，角膜、瞳孔、吞咽及咳嗽反射等消失，四肢瘫痪，腱反射消失，生命体征明显变化，患者处于濒死状态

二、意识的观察与判断

意识障碍程度的减轻，表示病情有所好转；而意识障碍程度的加重，则常暗示病情趋向恶化。

（一）意识障碍减轻

1. 在观察中，发现原本处于抑制状态的生理反射（如咳嗽、瞬目、吞咽反射）逐渐趋于灵敏或者活跃。

2. 在观察中，反应极为迟钝，而后逐渐出现躁动、精神症状，或出现某些有目的、有意义的动作（如揉眼、提裤等）。

3. 在观察中，出现对语言刺激的反应，如能遵嘱闭眼、伸舌、握拳、举手等，甚至患者偶尔说出一两句有意义的话。

4. 格拉斯哥评分总计分由少转多，说明其反应渐趋活跃。

（二）意识障碍加重

1. 患者原来神志清楚，逐渐转入嗜睡状态。

2. 患者原有嗜睡现象，逐渐不易呼应。

3. 患者经过一度严重躁动不安后，突然转入安静昏睡状态。

4. 患者在原来意识清楚的基础上，出现小便失禁现象。

5. 患者在按时接受药物注射的过程中，对疼痛刺激的反应趋于迟钝等。

6. 格拉斯哥评分总计分由多转少，说明反应渐趋迟钝。

第四节　瞳孔变化的观察指引

瞳孔的变化对疾病的诊断与预后有重要的意义，瞳孔的变化也常反映病情的转归。

一、评定标准

1. 普通室内光线下，正常瞳孔直径为 3 ~ 4mm，儿童稍大，老年人稍小，两侧瞳孔等大，小于2mm为瞳孔缩小，大于5mm为瞳孔扩大。

2. 正常瞳孔形态为圆形，边缘整齐。

3. 正常对光反射即可见瞳孔缩小。

二、瞳孔变化

1. 双侧瞳孔散大　动眼神经受压，多见于脑干病变或阿托品类药物中毒。

2. 双侧瞳孔缩小　多见于脑桥病变，或镇静安眠类药物中毒。

3. 一侧瞳孔散大　病变在中脑，多为小脑幕切迹疝所致。

4. 瞳孔出现三角形或多边形　多见于中脑病变。

5. 出现交替性瞳孔散大或缩小　多见于脑干病变。

第五节　各类引流管的护理要点

一、引流管的固定与保护

1. 妥善固定管道于相应部位，做好标识，注明管道类型及置管时间。

2. 引流管不可受压、扭曲、折叠、成角，需保持通畅。

3. 治疗、护理操作时动作轻柔，避免牵拉引流管。

4. 适当限制患者活动范围，以免管道滑出。

二、引流管留置期间观察要点

1. 在引流过程中，严密观察患者意识、瞳孔、生命体征变化。

2. 密切观察引流管是否通畅，以及引流液的颜色、性状和量。

三、引流管的感染控制

1. 严格遵照无菌操作原则，在进行晨间护理、翻身等操作时，动作轻柔；更换引流袋时按照无菌原则进行。

2. 置管部位的敷料保持清洁干燥，随时观察置管部位皮肤是否有发红、肿胀等异常现象。

3. 搬动患者时，先夹闭引流管，使引流袋低于引流平面后再搬动，防止引流液逆流。

4. 根据医嘱调整引流管高度，配合医生采集各类引流液标本做细菌培养和药敏试验。

四、倾倒引流液的时机与方法

1. 每班定时倾倒引流液，准确记录引流量。

2. 在倾倒引流液前后要对引流袋口进行严格消毒。

3. 更换引流袋及倾倒引流液时应夹闭引流管，防止逆流，禁止在引流管上穿刺以免造成污染。

4. 原则上无须每日更换引流袋，以减少人为操作而并发的感染，必要时遵医嘱更换引流袋。

五、及时拔管

随着引流液色泽的清亮、病情的好转，应及时拔管。拔管后及时观察患者的生命体征和病情变化。

六、转运患者期间引流管的管理

1. 患者转运前应先夹闭引流管，避免反流。

2. 转运过程中对患者进行密切监护，除了对呼吸循环情况的观察，还要观察患者的意识、瞳孔，以及各类引流管是否安置妥当，以防滑脱。

3. 患者转运后引流管按其种类分别安置，调整相应高度，确保引流通畅。

第六节　留置尿管的护理指引

一、留置尿管的定义

指在无菌操作下，用导尿管经尿道插入膀胱内引出尿液，将导尿管保留在膀胱内，引流尿液的方法。

二、留置尿管患者的护理

1. 在行导尿术中，按无菌操作原则进行，预防尿路感染。

2. 在插管过程中，选择粗细适宜的导尿管，插管动作要轻柔，避免损伤尿路黏膜。

3. 对膀胱高度膨胀且又极度虚弱的患者，第一次放尿不超过1000ml。因为大量放尿可致腹腔内压急剧下降，血液大量滞留在腹腔血管内，导致血压下降而虚脱；又因膀胱内压突然下降，导致膀胱黏膜急剧充血，发生血尿。

4. 尿管要固定于床沿上，避免翻身时将尿管拉出；防止尿管受压、扭曲而影响尿液流出。出现引流不畅时，应及时检查并调整尿管位置，酌情处理，使尿管保持通畅。

5. 倾倒尿液时，不可将尿袋提高于床沿，以防止逆行感染。

6. 防止泌尿系统逆行感染的措施：保持尿道口清洁，女患者用消毒液棉球擦拭外阴及尿道口；男患者用消毒液棉球擦拭尿道口、龟头及包皮，每天1~2次。每周定时更换尿袋2次，及时排空尿袋，并记录尿量。

7. 鼓励患者多饮水，向患者解释多饮水的重要性，指导患者每天摄入液体2000～3000ml以利尿，达到膀胱冲洗的目的。

8. 准确记录每小时尿量，并观察尿液的颜色和性状。尿液突然减少应首先检查尿管是否通畅。如果尿液颜色和性状改变，应立即通知医生。

9. 训练膀胱反射功能，可采取间歇性夹管方式。夹闭导管，每3～4小时开放一次，使膀胱定时充盈和排空，促使膀胱功能恢复。

10. 注意倾听患者的主诉，询问有无烧灼、疼痛等膀胱刺激征。

11. 对患者做好心理护理和基础护理。

三、拔管前的护理

1. 留置尿管72小时以上的患者，拔管前必须夹管行膀胱功能训练24小时。对于长期留置尿管的患者，如病情允许，置管期间和拔出导尿管后指导患者有规律的收缩提肛肌。

2. 在患者膀胱充盈（患者有尿意）的状态时拔管，但应避免膀胱过度充盈。

3. 拔管前应与患者进行有效的沟通，使患者了解拔管过程，减轻心理压力。

四、拔管中的护理

注意操作时戴手套，操作后洗手，预防交叉感染。

1. 拔管时动作轻柔，取得患者配合。

2. 拔管后进行会阴清洁。

3. 遇拔管困难或尿管气囊内的液体不能抽出时严禁粗暴拔管。

4. 拔管时如遇到阻力，应轻轻旋转导尿管后缓慢拔出。

五、拔管后的护理

1. 拔管后尿道口滴血或排血尿者，嘱患者绝对卧床休息，病情允许，指导患者尽快饮温开水1000ml，以达到快速利尿。

2. 观察患者拔管后是否能自主排尿；如拔管后4小时仍未排尿，应及时报告医生。

第七节　留置胃管的护理指引

一、留置胃管的定义

留置胃管是指将胃管经鼻腔插入胃内，从胃管注入流质食物和药物的方法，或通过负压吸引或虹吸原理，将聚集于胃肠道的气体或液体吸出。

二、留置胃管的护理

1. 妥善固定，防止打折，避免脱出

（1）固定胃管应用胶布贴于鼻尖部，胶布应天天更换。

（2）胃管插入的长度要合适，成人一般约45～55cm。若怀疑胃管脱出，应及时通知医生。此时鼻饲者应暂时停止，待确定胃管在胃中方可进行鼻饲。

（3）保持胃管的通畅，防止打折。搬动或翻动患者时应防止胃管脱出或打折。

2. 胃管护理

（1）每日用棉棒沾水清洁鼻腔。

（2）更换胶布时，需将脸部皮肤拭净再贴，注意勿贴于同一皮肤部位。

（3）胃管外露部位妥善固定，以免牵扯滑脱。

（4）每日注意胃管刻度，若有脱出，应通知医务人员处理。

（5）每日用棉签清洁口腔，意识清楚合作的患者鼓励刷牙漱口，养成良好的卫生习惯；生活不能自理或昏迷的患者给予口腔护理。

（6）意识不清或躁动不安的患者，需预防胃管被拉出，必要时可将患者双手做适当的约束保护。

3. 鼻饲的护理

（1）鼻饲前应先确定胃管是否在胃内，且没有腹胀、胃潴留的症状，再行鼻饲。

（2）鼻饲量每次不超过200ml，根据全天总量和患者的消化吸收情况合理分配，制订间隔时间。鼻饲后用温开水冲净鼻饲管，并妥善固定。

（3）鼻饲温度要适宜，以35℃左右为宜。持续灌入时鼻饲液温度应与室温相同。过热易烫伤胃壁黏膜，过凉则易造成消化不良、腹泻。

（4）鼻饲开始时量宜少，待患者适应后渐渐加量，准确记录鼻饲量。

4. 胃肠减压的护理

（1）胃肠减压期间应禁食、禁饮。如需胃内注药，则注药后应夹管并暂停减压0.5～1小时。适当补液，加强营养，维持水电解质的平衡。

（2）妥善固定：防止移位或脱出，尤其是外科手术后胃肠减压，胃管一般置于胃肠吻合的远端，一旦胃管脱出应及时报告医生，切勿再次插管，因插管时可能损伤吻合口而引起吻合口瘘。

（3）保持胃管通畅：维持有效负压，每隔2～4小时用生理盐水10～20ml冲洗胃管一次，以保持管腔通畅。

（4）观察引流物颜色、性状和量，引流装置每日更换一次。

（5）每日给予雾化吸入、插管鼻腔滴石蜡油，以帮助痰液咳出和减少胃管对鼻黏膜的刺激，减轻患者咽喉部疼痛。鼓励患者深呼吸，有效咳嗽排痰，预防肺部并发症。

第八节　深静脉置管的护理指引

一、深静脉置管术的定义

深静脉置管指的是通过位置比较表浅的静脉，向深部的大静脉和中心静脉置入导管的一种治疗方法。中心静脉置管用于各种抢救、各种重大手术，特别是心脏手术需要长期进行监测用药、抽血、化验等，持续进行血液透析，长时间输血、输液、用药等。

二、深静脉置管的护理

1. 常规护理

（1）置管 24 小时内要注意观察局部有无肿胀、皮下气肿等异常情况，置管术后第一天换药一次，后 3～7 天换药一次。应每班认真交接班，发现敷贴松脱或卷边时及时处理。

（2）加强基础护理，保持局部清洁干燥，做好心理护理。告知患者着宽松衣物，更衣时勿牵、拉、拖、拽导管。

（3）更换敷贴时用碘伏、酒精消毒局部皮肤，敷料选用棉织透气胶贴，或专用贴膜。

（4）更换敷贴时沿导管的方向向上揭去敷贴，以免将导管拔出，观察导管周围皮肤有无渗血、渗液、发红、分泌物等，有无导管滑脱、移位。

（5）输液完毕，用肝素液和生理盐水脉冲式正压封管。

（6）血管活性药物应单通道泵入，防止速度过快或过慢，影响药物疗效；如需快速输液、输血应直接连接三通管，血液制品、普通液体不能在同一静脉通道输入。

2. 预防感染

（1）使用无菌透明、透气性好的敷料覆盖穿刺点，对于高热，出汗，穿刺点出血、渗血的患者使用无菌纱布覆盖。

（2）定期更换置管穿刺点的敷料。更换间隔时间：无菌纱布为2天，无菌透明敷料为3～7天，纱布或敷料出现潮湿、松动、有污染时立即更换。

（3）接触置管穿刺点或更换敷料时，应当严格执行无菌操作技术。

（4）保持导管连接端口的清洁，注射药物前，应用75%酒精或含碘消毒剂进行消毒，如有血迹等污染时，应立即更换。

（5）导管不宜常规更换，如输入血制品、脂肪乳后应使用0.9%生理盐水冲管。

（6）患者发生导管相关感染，出现穿刺点发红、肿胀、导管堵塞时，应及时拔除导管。

（7）应当每天对保留导管进行评估，不需要时及时拔除。

3. 保持导管通畅

（1）为保持导管通畅，在输注酸性、碱性药物之间应用生理盐水冲管；先输乳剂，后输非乳剂；输注刺激性药物及黏附性强的药物前后应用生理盐水冲管。

（2）静脉导管暂停输液时需封管，一般采用肝素盐水，其浓度至少为10U/ml，每次用量为10ml。

（3）注意不要扭曲导管，防止机械性堵塞。

（4）一旦发生堵管，可抽取少量肝素盐水轻轻冲洗导管，然后尽量往外吸出血栓，不可硬性向内推注，以免形成血管栓塞。若抽吸无效，应拔除导管。

4. 加强输液巡视，严格控制滴速，防止过快。确保衔接牢固可靠，输液完毕及时更换液体，防止脱管或空气栓塞。

5. 如为颈内静脉穿刺，嘱患者屏气，轻缓将导管拔出。拔出导管后按压穿刺点5~10分钟，防止出现局部血肿，用消毒液消毒局部，并用无菌敷料覆盖24小时以上。

第九节　糖尿病酮症酸中毒的监护指引

一、定义

糖尿病酮症酸中毒是由于体内胰岛素水平绝对或相对不足或升糖激素显著增高引起糖、脂肪和蛋白质代谢严重紊乱，所致血糖、血酮体明显增高及水、电解质平衡失调，以代谢酸中毒为主要表现的临床综合征。严重者常致昏迷及死亡，是糖尿病较为常见的急性并发症，应予紧急抢救。

糖尿病酮症酸中毒通常都是有诱因的，如急性感染、外源性胰岛素用量大幅度减量或停用、饮食不当（过量或不足、酗酒等）、胃肠疾病（呕吐、腹泻等）、创伤、手术、妊娠、分娩、精神刺激等。

二、临床表现

多数患者有烦渴、多饮、多尿、乏力等症状逐渐加重，可出现食欲减退、恶心、呕吐；常伴头痛、烦躁、嗜睡等。如病情继续恶化，呼吸中可闻及酮味（类似烂苹果气味），呼吸深快，甚至出现脱水、尿量减少、四肢厥冷。到晚期少尿或无尿，终至昏迷。根据病情程度分为轻度、中度、重度。

1. 轻度　仅有酮症，无酸中毒。

2. 中度　除酮症外，尚有不同程度的酸中毒。

3. 重度　重症者常伴意识障碍或重度酸中毒。

三、实验室检测要点

1. 血糖　常在 16.7 ~ 33.3mmol/L 之间，超过 33.3mmol/L 者多有高渗状态或急性肾功能不全。

2. 血酮体　多在 4.8mmol/L 以上。

3. 酸中毒　血二氧化碳和 pH 降低，剩余碱负值增大，阴离子间隙增大。

4. 电解质　血钠、氯常降低，也可升高或正常。

5. 其他生化检查　血尿素氮和肌酐可轻中度升高；血清淀粉酶、门冬氨酸氨基转移酶和丙氨酸氨基转移酶可一过性增高，末梢血白细胞数常升高。

6. 尿糖、尿酮体　呈阳性或强阳性，肾功能严重受损时，可有蛋白尿和管型尿。

7. 辅助检查　胸部 X 线检查有助于发现诱因或伴发疾病，心电图检查可发现无痛性心肌梗死，并有助于监测血钾水平。

四、急救措施

1. 小剂量胰岛素持续静脉滴注　可采用短效胰岛素或速效胰岛素类似物。当血糖降至 13.9mmol/L 左右时，可适当减少胰岛素的用量，当酮体转阴后，改为餐前皮下注射。

2. 补液　在开始 1 ~ 2 小时内可补充生理盐水 1000 ~ 2000ml。以后根据脱水程度和尿量每 4 ~ 6 小时给予 500 ~ 1000ml，一般 24 小时内约补液 3000 ~ 5000ml。当血糖下降至 13.9mmol/L 左右时，改用 5% 葡萄糖生理盐水。

3. 纠正电解质紊乱　补液同时注意补钾，每小时补充氯化钾 1.0 ~ 1.5g，24 小时总量约 3 ~ 6g，待病情控制后可改口服补钾。

4. 纠正酸中毒　可酌情给予碳酸氢钠补碱治疗，切忌过快，当 pH 高于 7. 1mmol/L、二氧化碳结合力升至 11. 2 ~ 13. 5mmol/L 或碳酸氢根 >10mmol/L 时，应立即停止。

5. 其他治疗

（1）休克：及时相应处理。

（2）感染：常为本症诱因，以呼吸道、泌尿道感染最为常见，合理选用抗生素。

（3）心力衰竭：老年人合并冠心病者可因输液过多、过快导致急性心力衰竭。

（4）脑水肿：为最严重并发症，可用脱水剂、呋塞米和地塞米松等积极治疗。

五、护理指引

1. 给予心电监护，严密监测生命体征，观察意识、瞳孔、心电图的变化。

2. 氧气吸入，监测血氧饱和度，保持患者呼吸道通畅，必要时备吸痰器。

3. 开放静脉双通道，遵医嘱补液，用降糖药和胰岛素治疗的患者，静脉滴注胰岛素期间需密切监测血糖，避免血糖下降过快。告知服药患者药物的时间是餐前、餐中还是餐后，密切观察患者用药后效果及不良反应。需长期注射的患者，要教会其正确保存、注射胰岛素，并严格无菌操作，防止感染。

4. 饮食护理：不能进食的患者给予留置胃管，遵医嘱给予鼻饲，做好胃管护理；可进食患者给予饮食指导，合理控制总热量，平衡膳食，少食多餐，定时定量进餐；多饮水，戒烟限酒。

5. 记录 24 小时出入量，必要时留置导尿，做好管道护理，观察皮肤弹性和尿量。

6. 运动锻炼：有氧运动，如散步、打太极拳等，虚弱的患者可指导患者进行床上肢体活动，促进患者肢体血液循环。

7. 皮肤护理：糖尿病患者因皮肤抵抗力低，易受感染，应加强患者皮肤的保护。

8. 并发症的预防：告知患者低血糖的症状及应对措施，外出运动时随身携带含糖食物；每日检查足部，足浴时避免水温过高，防止烫伤。

第十节　高渗性非酮症糖尿病昏迷的监护指引

一、定义

高渗性非酮症糖尿病昏迷是糖尿病的严重急性并发症，以严重高血糖、血浆渗透压升高、出现严重脱水和神经意识障碍为特征，而无明显酮症酸中毒。常见于2型糖尿病和老年患者，因感染、急性胃肠炎、胰腺炎、脑血管意外、水摄入不足、大量摄入含糖饮料和使用糖皮质激素等药物而诱发。

二、临床表现

本症起病常隐匿，先有口渴、多尿和乏力等糖尿病症状出现，后逐渐加重。在上述诱因下，出现食欲减退、明显脱水、血压下降、心率加速、尿少或无尿，出现不同程度的意识障碍，如定向力障碍、癫痫样抽搐、失语、偏盲和昏迷等表现。

三、实验室检测要点

1. 血糖显著增高，多达33.3～66.6mmol/L，血钠水平亦明显升高，常在155mmol/L以上，血钾多数正常或降低。

2. 血酮体正常或略高，不超过4.8mmol/L。

3. 白细胞计数可因合并感染或脱水等原因而增高。

4. 血尿素氮和肌酐常增高。如不随本症状好转而下降或反而显著增高，提示肾功能不全，预后不良。

5. 血 pH 可正常或偏低，一般动脉血 pH 大于 7.30。

四、急救措施

1. 补液　患者常有严重失水，积极补液是挽救生命、决定预后的关键措施。当血糖降至 13.9mmol/L 以下时，改用 5% 葡萄糖液，严密监护心率及肺底有无啰音出现。

2. 胰岛素治疗　采用短效胰岛素或速效胰岛素类似物加入生理盐水内静滴，每 2 小时检测血糖。血糖下降水平以每小时下降 5.0mmol/L 为宜，病情稳定后给予胰岛素皮下注射。

3. 补钾　见尿补钾，静脉补钾每小时约给 10 ~ 15mmol/L，以后 2 ~ 4 小时测定血钾一次，肾功能不全或血钾在 5.5mmol/L 以上时暂不补钾。病情稳定后改为口服补钾。

4. 其他治疗

（1）积极治疗诱因。

（2）纠正休克，经补液后治疗未纠正，可输血浆。

（3）因血液高渗、黏度增高，易致动静脉血栓形成或出现 DIC，应采取相应的防治措施。

（4）补液过程中可出现脑水肿，需严密监测，及时治疗。

五、护理指引

1. 给予心电监护，严密监测生命体征，观察意识、瞳孔、心电图的变化。

2. 氧气吸入，监测血氧饱和度，保持患者呼吸道通畅，必要时备吸痰器。

3. 开放静脉双通道，遵医嘱补液，使用胰岛素期间定时监测血糖变化，避免低血糖的发生。

4. 不能饮水患者给予留置胃管，每小时向胃内注入温开水

200ml，扩充血容量。

5. 记录24小时出入量，必要时留置导尿，做好管道护理，观察皮肤弹性和尿量。

6. 做好血气分析、血生化、血糖等各项标本的采集工作。

7. 做好患者基础护理、皮肤护理，定时翻身，保持床单元清洁。

8. 给予糖尿病饮食指导。

9. 做好健康宣教，指导患者合理运动，避免血栓形成。

第十一节　低血糖症的监护指引

一、定义

低血糖是指非糖尿病患者血糖≤2.8mmol/L，糖尿病患者≤3.9mmol/L。

二、临床表现

低血糖的临床症状可分为“轻度症状”、“中度症状”、“重度症状”和“未察觉症状”。

1. 轻度症状　出汗、颤抖、无力、心跳加快、嘴唇麻木或刺痛、视物模糊和眩晕等。

2. 中度症状　思考困难、注意力不能够集中、复视、协调力差、精神错乱等。

3. 重度症状　意识丧失、抽搐。

4. 未察觉症状　患者血糖下降时没有表现出症状，可能会在清醒状态下突发昏迷。

三、实验室检测要点

1. 非糖尿病患者血糖 ≤2.8mmol/L，糖尿病患者 ≤3.9mmol/L。

2. 葡萄糖耐量试验是否正常。

3. 血生化、糖化血红蛋白检查等。

4. 心电图检查。

四、急救措施

1. 意识清除者，立即卧床吸氧，口服 15～20g 含糖食物；意识障碍者，给予 50% 葡萄糖溶液 20ml 静注。

2. 15 分钟后检测血糖，如血糖≤3.9mmol/L，再给予 15g 葡萄糖口服。

3. 若血糖≥3.9mmol/L，但距离下餐时间在 1 小时以上，给予淀粉或蛋白质食物。

4. 若血糖仍 <3.0mmol/L，继续给予 50% 葡萄糖溶液 60ml 静注。

5. 意识恢复后至少监测血糖 24～48 小时。

五、护理指引

1. 严密观察患者意识，监测生命体征。

2. 监测患者血糖情况，发现低血糖时严格按照低血糖处理流程。

3. 使用胰岛素泵期间，交代患者不能任意调整胰岛素泵的用量，注意洗澡时不要用力搓揉胰岛素泵的部位。

4. 指导糖尿病饮食，平衡膳食。

5. 定时监测 7 点血糖，正确服用降糖药物并规范注射胰岛素。

6. 不要空腹饮酒，保持运动量恒定不变，不要空腹进行锻炼，外出时随身携带患者信息卡和含糖食物。

7. 密切观察病情变化，必要时对意识发生改变患者加用床栏等保护措施。

8. 做好心理护理，并取得家属配合与支持。

第十二节 甲亢危象的监护指引

一、定义

甲亢危象是甲状腺毒症急性加重的一个综合征，导致全身代谢严重紊乱，心血管系统、消化系统、神经系统等功能严重障碍，常危及生命。

二、临床表现

1. 高代谢与高交感神经兴奋症候群 大汗、多食易饥、体重减轻、乏力、心悸、便次增加，体温升高，可达40℃或更高。

2. 甲状腺体征 常呈弥漫性、对称性肿大，吞咽时上下移动，无压痛，有时可触及震颤。

3. 眼征 Graves病可伴浸润性突眼或非浸润性突眼，浸润性突眼可有畏光、流泪、视力减退、眼睑和球结膜充血、水肿、眼球活动减少或固定；非浸润性突眼者仅有交感神经兴奋所致的眼裂增宽、瞬目减少等。

4. 心血管系统 心动过速、心律失常、脉压增大。

5. 消化系统 食欲亢进或厌食、恶病质、顽固性恶心呕吐、体重下降。

6. 血液系统 血小板减少、贫血。

三、实验室检测要点

1. 测定甲状腺激素水平、血生化等。

2. 碘-131（^{131}I）摄取率。

3. 甲状腺超声检查、心脏超声检查。

4. 针对各种原发诱因所进行的实验室检测。

四、急救措施

1. 去除诱因，抑制甲状腺激素的合成与释放。

2. 高热者给予物理降温、氧气吸入。

3. 防治感染。

4. 全程监护心、肾、脑功能，迅速纠正水、电解质和酸碱平衡紊乱，补充足够的葡萄糖、热量和多种维生素等。

5. 常规治疗不满意时可酌情选用血液透析、腹膜透析、血浆置换。

五、护理指引

1. 让患者平卧、头偏向一侧，给予吸氧，快速建立两条静脉通路并遵医嘱用药。

2. 保持病房安静，避免不良刺激和诱发因素，如：感染，严重精神刺激，创伤等。

3. 严密监测病情，观察生命体征的变化，注意体温和心率的变化。

4. 体温过高者给予冰袋或物理降温，动态监测体温变化。

5. 躁动不安者应使用床栏保护患者安全。

6. 记录24小时出入量，维持水、电解质平衡，必要时补充血容量。

7. 禁碘饮食指导，在高代谢状态未改善前采用高蛋白、高热量、高维生素饮食。昏迷者给予鼻饲，注意预防误吸。

8. 遵医嘱按时服药，不可随意减量或停药，观察用药后的不良反应。

9. 加强基础护理及眼部保护，必要时予凡士林纱布覆盖，给予心理护理。

10. 加强心理护理，做好患者与家属的健康宣教。

≪第六章

内分泌科常用药物简介

药物疗是治疗内分泌科疾病的方法之一，必须做到既有效又安全。这就要求护士执行医嘱时不仅要做到“三查八对”，还要纠正医生或药师可能发生的失误，同时积极配合医生，做好疗效观察和不良反应的预防工作。

第一节　降血糖类药物

一、阿卡波糖片（拜糖平、卡博平）

（一）临床应用

1. 2 型糖尿病。

2. 降低糖尿病患者的餐后血糖。

用法：餐前即刻整片吞服或与前几口食物一起咀嚼服用。

（二）护理注意事项

1. 胃肠道异常：多见胃肠胀气，常见腹泻和腹痛。

2. 对阿卡波糖过敏者禁用。

3. 有明显消化和吸收障碍的慢性胃肠功能紊乱患者禁用。

4. 肠胀气可能恶化的患者禁用。

5. 严重肾功能损害患者禁用。

二、格列齐特缓释片

（一）临床应用

用于经饮食疗法、运动治疗和减轻体重不足以控制血糖水平的非胰岛素依赖2型糖尿病。

用法：口服，早餐前服用。

（二）护理注意事项

1. 不良反应：低血糖。
2. 皮肤和皮下反应：皮疹，瘙痒，荨麻疹。
3. 血液疾病：贫血、白细胞减少、血小板减少等。
4. 视力障碍：暂时性视力障得。
5. 胃肠道功能障碍：如腹痛、恶心、呕吐、腹泻、便秘等。
6. 磺胺类药物过敏者禁用。
7. 糖尿病昏迷前期、糖尿病酮症酸中毒禁用。
8. 严重肾功能或肝功能不全者禁用。
9. 妊娠期及哺乳期禁用。

三、瑞格列奈（诺和龙）

（一）临床应用

用于饮食控制、降低体重及运动锻炼不能有效控制其高血糖的2型糖尿病（非胰岛素依赖型）患者。

用法：餐前0~30分钟内服用（即餐前服用）。

（二）护理注意事项

1. 不良反应：低血糖，视觉异常。
2. 胃肠道反应：如腹痛、腹泻、恶心、呕吐等。
3. 过敏反应：如皮肤瘙痒、发红、荨麻疹。
4. 瑞格列奈过敏的患者禁用。
5. 1型糖尿病患者（胰岛素依赖型）禁用。

6. 伴或不伴昏迷的糖尿病酮症酸中毒患者禁用。

7. 妊娠或哺乳妇女及12岁以下儿童禁用。

8. 严重肾功能或肝功能不全的患者禁用。

四、格列美脲片

（一）临床应用

用于经饮食控制、运动疗法及减轻体重均不能控制血糖的2型糖尿病。

用法：口服，一天一次，早餐口服最好。

（二）护理注意事项

1. 视力：在治疗开始阶段可能对视力产生暂时性影响。

2. 消化系统：偶见胃肠道症状，恶心、呕吐、压迫感或上腹部满胀感、腹痛、腹泻。

3. 其他不良反应：偶见有过敏或假性过敏反应，如瘙痒、荨麻疹或皮疹等。

4. 对格列美脲、其他磺脲类中任何成分过敏者禁用。

6. 妊娠期妇女及哺乳期妇女禁用。

五、盐酸二甲双胍肠溶片

（一）临床应用

1. 用于单纯饮食控制不满意的2型糖尿病，特别是肥胖的2型糖尿病。

2. 1型或2型糖尿病，与胰岛素合用，可增加胰岛素的降血糖作用。

3. 也可与磺酰脲类口服降糖药合用。

用法：口服，每日2~3次，餐前半小时服用。

（二）护理注意事项

1. 胃肠道反应，表现为食欲不振、恶心、呕吐等。

2. 偶有乏力、疲倦、体重减轻、头晕、皮疹。

3. 肾脏疾病或下列情况禁用：心力衰竭（休克）、肾功能障碍、充血性心衰等。

4. 严重感染和外伤、外科手术等禁用。

5. 盐酸二甲双胍过敏以及酗酒者禁用。

6. 急性或慢性代谢酸中毒、糖尿病酮症酸中毒禁用。

7. 接受血管内注射碘化造影剂者，应暂时停用本品。

六、米格列醇片

（一）临床应用

米格列醇单独使用可以作为配合饮食控制的辅助手段，以改善单纯饮食控制不佳的2型糖尿病患者的血糖控制。

用法：用餐前即刻整片吞服或与前几口食物一起咀嚼服用。

（二）护理注意事项

1. 胃肠道反应：胃肠道症状是米格列醇最常见的不良反应，主要表现为腹痛、腹泻、胃胀。

2. 糖尿病酮症酸中毒者禁用。

3. 炎性肠病、结肠溃疡、部分性肠梗阻、易感染性肠梗阻者禁用。

4. 慢性肠道疾病伴有明显胃肠功能失调，或进一步加重出现肠胀气、炎性肠病者禁用。

5. 对该药物或其成分过敏者禁用。

七、磷酸西格列丁

（一）临床应用

适用于2型糖尿病患者；饮食、运动和药物控制不佳时，使用本药能起到一定疗效。

用法：口服，每日一次。

（二）护理注意事项

1. 可能出现超敏反应：肝酶升高、上呼吸道感染、鼻咽炎。

2. 本品不得用于1型糖尿病患者或治疗糖尿病酮症酸中毒。

第二节 降血压类药物

一、厄贝沙坦片

（一）临床应用

主要用于治疗原发性高血压；合并高血压的2型糖尿病肾病的治疗。

用法：口服，每日一次。

（二）护理注意事项

1. 不良反应：眩晕，体位性低血压。

2. 胃肠道症状：恶心、呕吐。

3. 其他：骨骼肌疼痛、疲劳。

4. 对本品过敏，怀孕第4～9个月、哺乳期禁用。

二、硝苯地平控释片

（一）临床应用

用于高血压、冠心病、慢性稳定型心绞痛（劳累性心绞痛）的治疗。

用法：口服，每日一次，整片吞服。

（二）护理注意事项

1. 精神障碍：焦虑、睡眠障碍。

2. 神经系统：眩晕、偏头痛、头晕、震颤。

3. 心脏：心动过速、心悸。

4. 血管：水肿、血管扩张、低血压、昏厥。

5. 胃肠道症状：便秘、胃肠和腹部疼痛、恶心、消化不良、肠胃胀气、口干。

6. 肝胆：一过性肝酶升高。

7. 肾脏和泌尿系统：多尿、排尿困难。

8. 其他：红斑，肌肉痉挛，关节肿大、疼痛，寒战。

9. 禁用于对硝苯地平或本品中任何成分过敏者。

10. 禁用于怀孕 20 周内和哺乳期妇女。

三、盐酸特拉唑嗪片

（一）临床应用

1. 用于治疗高血压，可单独使用或与其他抗高血压药同时使用。

2. 用于改善良性前列腺增生症患者的排尿症状，如：尿频、尿急、尿线变细、排尿困难、夜尿增多、排尿不尽等。

用法：口服，每日一次，首次睡前服用。

（二）护理注意事项

1. 不良反应：头痛、头晕、乏力、心悸、恶心、体位性低血压等。

2. 加用噻嗪类利尿药或其他抗高血压药时应减少特拉唑嗪的用量，必要时应重新调整剂量。

四、苯磺酸氨氯地平片

（一）临床应用

本品适用于高血压的治疗，可单独应用或与其他抗高血压药物联合应用，亦可用于冠状动脉粥样硬化心脏病（CAD）、慢性稳定型心绞痛患者。

用法：口服，每日一次。

（二）护理注意事项

1. 最常见的副作用为头痛和水肿。

2. 用于重度肝功能不全时应缓慢增量。

五、缬沙坦胶囊

（一）临床应用

治疗轻、中度原发性高血压。

用法：口服，每日一次。

（二）护理注意事项

1. 在用药之前，纠正低钠或血容量不足，例如将利尿剂减量。如果发生低血压，应让患者平卧，必要时静脉输注生理盐水。血压稳定后可以继续本品治疗。

2. 肾功能不全者需要调整剂量。

六、缬沙坦氨氯地平

（一）临床应用

用于治疗原发性高血压，用单药治疗不能充分控制血压的患者。

用法：口服，每日一次。

（二）护理注意事项

1. 肝肾功能损伤。

2. 对本品活性成分或者任何一种赋形剂过敏者禁用。

3. 孕妇和哺乳期妇女禁用。

第三节　降血脂类药物

一、瑞舒伐他汀钙片

（一）临床应用

用于饮食控制和其他非药物治疗（如：运动治疗、减轻体重）仍不能控制血脂异常的原发性高胆固醇血症或混合型血脂异常症。

用法：口服，每日一次。

（二）护理注意事项

1. 神经系统异常（头痛、头晕）；胃肠道异常（便秘、恶心、腹痛）；骨骼肌、关节和骨骼异常（肌痛）；全身异常（无力）。

2. 偶见：皮肤和皮下组织异常（瘙痒、皮疹和荨麻疹）。

3. 对瑞舒伐他汀或本品中任何成分过敏者禁用。

4. 活动性肝病患者，包括原因不明的血清转氨酶持续升高、任何血清转氨酶升高超过 3 倍的患者禁用。

5. 严重肾功能损害的患者（肌酐清除率 $<$ 30ml/min）禁用。

二、阿托伐他汀钙片

（一）临床应用

原发性高胆固醇血症患者，包括家族性高胆固醇血症或混合性高脂血症患者，饮食治疗和其他非药物治疗疗效不满意，应用本品可治疗其总胆固醇升高、低密度脂蛋白胆固醇升高、载脂蛋白升高和甘油三酯升高。

用法：口服，每日一次。

（二）护理注意事项

1. 本品最常见的不良反应为便秘、胃肠胀气、消化不良和腹痛，通常在继续用药后缓解。

2. 过量饮酒或曾有肝病史者慎用本品。

3. 活动性肝病患者、血清转氨酶持续超过正常上限3倍且原因不明者禁用。

三、非诺贝特片

（一）临床应用

用于治疗成人饮食控制效果不理想的高脂血症，其降甘油三酯及混合型高脂血症作用较胆固醇作用明显。

用法：口服，每晚一次。

（二）护理注意事项

1. 过量饮酒或曾有肝病史者慎用本品。

2. 活动性肝病患者、血清转氨酶持续超过正常上限3倍且原因不明者禁用。

第四节　激素类药物

一、左甲状腺素钠片

（一）临床应用

用于非毒性的甲状腺肿（甲状腺功能正常）、甲状腺肿切除术后，预防甲状腺肿复发、甲状腺功能减退的替代治疗、抗甲状腺药物治疗、甲状腺功能亢进症的辅助治疗。

用法：口服，每日一次。

（二）护理注意事项

1. 警惕出现甲状腺功能亢进的临床症状，包括：心动过速、心悸、心律不齐、心绞痛等。

2. 可能出现过敏反应。

3. 对本品高度敏感者禁用。

4. 未经治疗的肾上腺功能不足、垂体功能不足和甲状腺毒症禁用。

5. 甲状腺功能亢进者禁用。

二、醋酸泼尼松片

(一) 临床应用

适用于过敏性与自身免疫性炎症性疾病，如结缔组织病，系统性红斑狼疮，严重的支气管哮喘、皮肌炎、血管炎等过敏性疾病，急性白血病，恶性淋巴瘤及适用于其他肾上腺皮质激素类药物的病症等。

用法：口服。

(二) 护理注意事项

1. 本品较大剂量易引起糖尿病、消化道溃疡和类库欣综合征症状，对下丘脑－垂体－肾上腺轴抑制作用较强。

2. 并发感染为主要的不良反应。

3. 对本品及肾上腺皮质激素类药物有过敏史者禁用。

4. 结核病、急性细菌性或病毒性感染患者慎用。必须用时给予适当的抗感染治疗。

5. 长期服药后，停约前应逐渐减量。

6. 糖尿病、骨质疏松症、肝硬化、肾功能不全、甲状腺功能低下患者慎用。

7. 对有细菌、真菌、病毒感染者，应用足量抗生素的同时谨慎使用。

三、地塞米松磷酸钠注射液

(一) 临床应用

主要用于脑水肿、抗过敏、抗休克、增强应激反应。

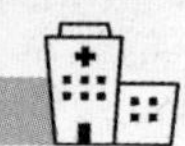

用法：静脉输注。

（二）护理注意事项

1. 长期使用可引起库欣综合征、创口愈合不良、痤疮、月经紊乱、低血钾综合征、恶心、呕吐、消化性溃疡或穿孔等。

2. 长期使用可引起物质代谢和水盐代谢紊乱。

3. 诱发或加重感染，以真菌、结核菌、葡萄球菌、变形杆菌、铜绿假单胞菌和各种疱疹病毒为主。

4. 孕妇及哺乳期妇女慎用。

四、注射用甲泼尼龙琥珀酸钠

（一）临床应用

主要应用于脑水肿、抗过敏、急性脊髓损伤。

用法：静脉输注。

（二）护理注意事项

同地塞米松磷酸钠注射液。

第五节　活血化瘀类药物

一、丹参川芎嗪注射液

（一）临床应用

用于闭塞性脑血管疾病，如脑供血不足、脑血栓形成、脑栓塞及其他缺血性心血管疾病，如冠心病的胸闷、心绞痛、心肌梗死、缺血性中风、血栓闭塞性脉管炎等。

用法：静脉滴注。

（二）护理注意事项

1. 偶见有皮疹。

2. 脑出血及有出血倾向的患者禁用。

二、灯盏细辛注射液

（一）临床应用

活血祛瘀、通络止痛。用于瘀血阻滞，中风偏瘫，肢体麻木，口眼歪斜，言语不清及胸痹心痛；缺血性中风、冠心病、心绞痛等见上述证候者。

用法：静脉滴注。

（二）护理注意事项

在大量临床应用中，个别患者出现心悸、发热、寒战、皮肤瘙痒、潮红、头晕、头痛及血压下降等症状，若出现以上情况，请即刻停药并对症处理，症状即可消失。

三、灯盏花素注射液

（一）临床应用

活血化瘀，通络止痛。用于中风及其后遗症、冠心病、心绞痛。

用法：静脉滴注。

（二）护理注意事项

1. 使用本品后，偶见全身发痒、胸闷、乏力、皮疹、心悸等现象，当出现上述情况时，立即停药并对症处理，症状即可消失。

2. 脑出血急性期或有出血倾向的患者禁用。

四、注射用血栓通（冻干）

（一）临床应用

活血祛瘀，通脉活络。用于瘀血阻络，中风偏瘫，胸痹心痛及视网膜中央静脉阻塞症。

用法：静脉滴注。

（二）护理注意事项

1. 头面部发红、胀痛是最常见反应，偶有轻微皮疹出现。

2. 脑出血急性期、出血性疾病急性期禁用。

3. 对本品过敏者禁用。

4. 孕妇慎用。

5. 禁用于既往对人参、三七过敏的患者。

第六节　营养神经类药物

一、甲钴胺胶囊

（一）临床应用

用于周围神经病变，因缺乏维生素 B_{12} 引起的巨红细胞性贫血的治疗。

用法：口服，一日三次。

（二）护理注意事项

1. 偶有皮疹发生，出现后停止用药。

2. 偶有食欲不振、恶心、呕吐、腹泻。

3. 对甲钴胺有过敏史的患者禁用。

二、硫辛酸注射液

（一）临床应用

用于治疗糖尿病周围神经病变引起的感觉异常。

用法：可肌内注射，静脉滴注时间约为 30 分钟。

（二）护理注意事项

1. 静脉滴注过快可出现头胀和呼吸困难，可自行缓解。

2. 对本品过敏者禁用。

3. 肌内注射偶可在注射部位出现局部变态反应，表现为荨麻疹或湿疹。

4. 不可与葡萄糖溶液配伍，配好的液体应避光输注。

三、小牛血清去蛋白注射液

（一）临床应用

用于改善脑部血液循环和营养障碍性疾病（缺血性损害、颅脑外伤）所引起的神经功能缺损，末梢动脉、静脉循环障碍及其引起的动脉血管病，腿部溃疡。

用法：静脉滴注。

（二）护理注意事项

1. 过敏反应极为罕见（例如荨麻疹，皮肤潮红，药物热，休克）。

2. 对本品或同类药品过敏者禁用。

四、脑苷肌肽注射液

（一）临床应用

用于治疗脑卒中、老年性痴呆、新生儿缺血缺氧性脑病、颅脑损伤、脊髓损伤及其他原因引起的中枢神经损伤，及创伤性周围神经损伤、糖尿病周围神经病变、压迫性神经病变等周围神经损伤。

用法：静脉滴注。

（二）护理注意事项

1. 偶有患者静滴后出现发冷、体温略有升高、头晕。

2. 可引起过敏性皮疹，调慢滴速或停药后症状可自行消失。

3. 对本品过敏者禁用。

第七节　扩血管类药物

一、硝酸甘油

（一）临床应用

适用于治疗或预防心绞痛，亦可作为血管扩张药治疗充血性心力衰竭。

用法：口服；静脉滴注（微量泵入）。

（二）护理注意事项

1. 注意体位性低血压引起的眩晕、头晕、昏厥、面颊和颈部潮红，严重时可出现持续的头痛、恶心、呕吐、心动过速、烦躁、皮疹、视力模糊。

2. 过量时的临床表现：口唇指甲青紫、眩晕、头胀、气短、极度乏力、心跳快而弱、发热，甚至抽搐。

3. 心绞痛频繁发作的患者在大便前含服可预防发作。

二、单硝酸异山梨酯片

（一）临床应用

适应证为冠心病的长期治疗；心绞痛的预防；心肌梗死后持续心绞痛的治疗。

用法：口服。

（二）护理注意事项

1. 用药初期可能会出现血管扩张性头痛，通常连续服用数日后，症状可消失。

2. 急性心肌梗死患者，应避免收缩压低于90mmHg。主动脉和二尖瓣狭窄、体位性低血压及肾功能不全者慎用。

3. 急性循环衰竭（休克、循环性虚脱）、严重低血压（收缩压≤90mmHg)、肥厚梗阻型心肌病、缩窄性心包炎或心包填塞、严重贫血、青光眼及颅内压增高患者禁用。

三、硝普钠

(一) 临床应用

用于高血压急症、急性心力衰竭及急性肺水肿，亦用于急性心肌梗死或瓣膜（二尖瓣或主动脉瓣）关闭不全时的急性心力衰竭。

用法用量：静脉滴注（微量泵入)。

(二) 护理注意事项

1. 用药过程中可出现恶心、呕吐、精神不安、肌肉痉挛、头痛、厌食、皮疹、出汗、发热等。

2. 长期或大剂量使用，特别在肾衰竭患者，可能导致甲状腺功能减退，亦可出现低血压症，须严密监测血压。

3. 液体现配现用，并于 12 小时内用完；由于见光易变质，应避光使用；除用 5% 葡萄糖注射液稀释外，不可加其他药物。

4. 肾功能不全及甲状腺功能低下者慎用。

5. 代偿性高血压禁用本品。

四、胰激肽原酶肠溶片

(一) 临床应用

主要用于微循环障碍性疾病，如糖尿病引起的肾病，周围神经病，视网膜病，眼底病及缺血性脑血管病，也可用于高血压病的辅助治疗。

用法：口服。

(二) 护理注意事项

1. 偶有皮疹、皮肤瘙痒等过敏现象及胃部不适和倦怠等感觉，停药后消失。

2. 脑出血及其他出血性疾病的急性期禁用。

第八节　消化系统类药物

一、泮托拉唑钠肠溶胶囊

（一）临床应用

适用于活动性消化性溃疡（胃、十二指肠溃疡）、反流性食管炎和卓－艾综合征。

用法：口服

（二）护理注意事项

1. 偶有头晕、失眠、嗜睡、恶心、腹泻和便秘、皮疹、肌肉疼痛等症状。

2. 哺乳期妇女及妊娠头三个月妇女禁用。

3. 对本品过敏者禁用。

4. 大剂量使用时，可出现心律不齐、转氨酶增高、肾功能改变、粒细胞减少等。

5. 本品为肠溶制剂，服用时请勿咀嚼。

二、盐酸伊托必利片

（一）临床应用

适用于功能性消化不良引起的各种症状，如：上腹不适，餐后饱胀，食欲不振，恶心，呕吐等。

用法：口服，饭前服用。

（二）护理注意事项

1. 消化系统：可出现腹泻，腹痛，便秘，唾液分泌增加。

2. 神经精神系统：头痛，睡眠障碍等。

3. 血液系统：白细胞减少。

4. 过敏症状：皮疹，发热，瘙痒等。

5. 对本品成分过敏者禁用。

6. 有胃肠道出血、机械性肠梗阻或穿孔时禁用。

三、硫糖铝混悬凝胶

（一）临床应用

用于胃溃疡，十二指肠溃疡，急、慢性胃炎，食管溃疡。

用法：口服。

（二）护理注意事项

1. 长期服用偶见便秘。

2. 当药品性状发生改变时禁止使用。

3. 肝肾功能不全者慎用。

四、铝镁加混悬液

（一）临床应用

用于治疗胃及十二指肠溃疡或胃酸过多引起的反酸、烧心、疼痛、腹胀、嗳气等症状。

用法：口服，餐后 1～2 小时或睡前服用。

（二）护理注意事项

1. 偶见便秘、腹泻或恶心。

2. 避免与四环素类药物合用。

五、注射用泮托拉唑钠

（一）临床应用

治疗消化性溃疡出血、急性胃黏膜损伤，防止胃酸反流。

用法：静脉滴注。

（二）护理注意事项

1. 偶见头晕、失眠、嗜睡、恶心、腹泻、便秘、皮疹和肌肉疼痛等症状。大剂量使用时可出现心律不齐、转氨酶升高、肾功能改变、粒细胞减少等。

2. 本品抑制胃酸分泌的作用强，时间长，应用本品时不宜同时再服用其他抗酸剂或抑酸剂。

3. 肝功能受损者需要酌情减量。

4. 治疗胃溃疡时应排除胃癌后才能使用本品，以免延误诊断和治疗。

六、多潘立酮片

（一）临床应用

本品用于消化不良、腹胀、嗳气、恶心、呕吐、腹部胀痛。

用法：口服。

（二）护理注意事项

1. 孕妇慎用，哺乳期妇女使用可见轻度腹部痉挛、口干、皮疹、头痛、腹泻、神经过敏、倦怠、嗜睡、头晕等。

2. 用本品期间应停止哺乳。

3. 心脏病患者（心律失常）以及接受化疗的肿瘤患者应用时需慎重，有可能加重心律紊乱。

4. 对本品过敏者禁用，过敏体质者慎用。

5. 机械性肠梗阻、胃肠出血等疾病患者禁用。

七、甲氧氯普胺针

（一）临床应用

1. 各种病因所致恶心、呕吐、嗳气、消化不良、胃部胀满、胃酸过多等症状的对症治疗。

2. 反流性食管炎、胆汁反流性胃炎、功能性胃滞留、胃下垂等。

3. 糖尿病性胃轻瘫、尿毒症、硬皮病等所致胃排空障碍。

用法：肌内注射。

（二）护理注意事项

1. 较常见的不良反应为：昏睡、烦躁不安、疲怠无力。

2. 醛固酮与血清催乳素浓度可因甲氧氯普胺的使用而升高。

3. 严重肾功能不全者减少剂量。

4. 对普鲁卡因或普鲁卡因胺过敏者禁用。

第九节　镇痛类药物

一、秋水仙碱片

（一）临床应用

治疗痛风性关节炎急性发作。

用法：口服。

（二）护理注意事项

1. 胃肠道症状：腹痛、腹泻、呕吐、食欲不振，重者出现出血性胃肠炎或吸收不良综合征。

2. 肌肉、周围神经病变：近端肌无力、麻木、刺痛。

3. 骨髓抑制：血小板、中性粒细胞下降，甚至再生障碍性贫血。

4. 休克：少尿、血尿、抽搐及意识障碍。

5. 其他：脱发、皮疹及肝损害。

6. 骨髓增生低下、肝肾功能不全者禁用。

二、布洛芬缓释胶囊

（一）临床应用

用于缓解轻至中度疼痛，如关节痛、肌肉痛、神经痛、头痛、偏头痛、牙痛、痛经，也用于普通感冒或流行性感冒引起的发热。

用法：口服。

（二）护理注意事项

1. 少数患者可出现恶心、呕吐、腹痛、腹泻、便秘、胃烧灼感或轻度消化不良、胃肠道溃疡及出血、转氨酶升高、头痛、头晕、耳鸣、视力模糊、精神紧张、嗜睡、下肢水肿或体重骤增。

2. 本品为对症治疗药，不宜长期或大量使用，用于止痛不得超过5天，用于解热不得超过3天。

3. 对本品及其他解热、镇痛抗炎药物过敏者禁用，过敏体质者慎用。

三、塞来昔布

（一）临床应用

用于缓解骨关节炎、类风湿关节炎的症状和体征，治疗成人急性疼痛。

用法：口服。

（二）护理注意事项

1. 塞来昔布过敏者禁用。

2. 磺胺过敏者禁用。

3. 服用阿司匹林或其他非甾体类抗炎药后诱发哮喘、荨麻疹或过敏反应的患者禁用。

4. 有活动性消化道溃疡、出血的患者禁用。

5. 重度心力衰竭患者禁用。

第十节　镇静类药物

一、艾司唑仑

（一）临床应用

用于各种类型的失眠、焦虑、紧张恐惧及癫痫发作，亦可用于术前镇静。

用法：口服。

（二）护理注意事项

1. 患者有乏力、口干、头胀和嗜睡等反应，1～2 小时后可自行消失。

2. 有轻度依赖性。

3. 出现呼吸抑制或低血压常提示超量。

4. 对本品或其他安定类药物过敏者、重症肌无力、急性闭角型青光眼患者禁用。

5. 妊娠期妇女禁用。

第十一节　营养心肌类药物

一、曲美他嗪

（一）临床应用

适用于心功能不全、心绞痛发作的预防性治疗，眩晕、耳鸣的辅助性治疗。

用法：口服。

（二）护理注意事项

1. 罕见胃肠道不适（恶心、呕吐）。

2. 对药品过敏者禁用。

3. 哺乳期禁用。

第十二节　止泻、利尿类药

一、蒙脱石散

（一）临床应用

用于成人及儿童急、慢性腹泻。

用法：口服。

（二）护理注意事项

1. 少数人可能产生轻度便秘。

2. 治疗急性腹泻时，应注意纠正脱水。

3. 对本品过敏者禁用。

二、呋塞米片

（一）临床应用

用于多种类型的水肿及急性肺水肿。

用法：口服。

（二）护理注意事项

1. 交叉过敏，对磺胺药和噻嗪类利尿药过敏者，对本药可能过敏。

2. 可致血糖升高、尿糖阳性。

3. 下列情况慎用：

（1）无尿或严重肾功能损害者，以免出现耳毒性等副作用。

（2）高尿酸血症或有痛风病史者。

（3）严重肝功能损害者，因水电解质紊乱可诱发肝昏迷。

三、螺内酯片

（一）临床应用

作为肝硬化腹水、肾病综合征及心力衰竭等水肿的辅助性利尿药。

用法：口服。

（二）护理注意事项

1. 高钾血症，最为常见。
2. 胃肠道反应，如恶心、呕吐、胃痉挛和腹泻。

≪第七章

内分泌科护理应急预案指引

第一节　患者突发病情变化的应急预案

一、预防措施和主要准备

1. 护理人员遵守护理规章制度，按时巡视，仔细观察患者的病情，及时发现病情变化。

2. 急救药品及物品保持完好，做到“五定一及时”。

二、应急流程

见图7－1－1。

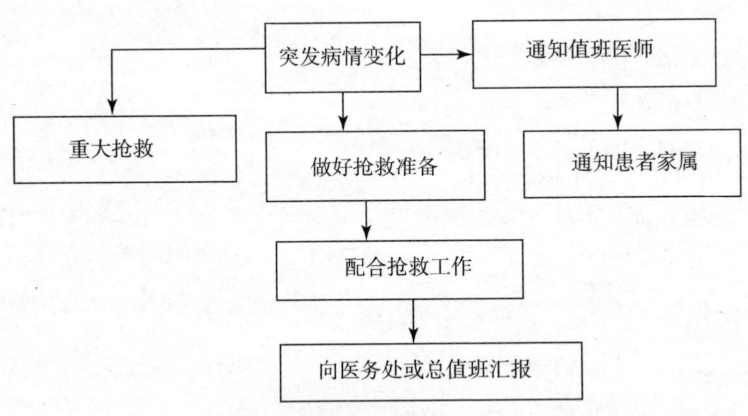

图7－1－1　患者突发病情变化的护理应急流程

第二节　患者跌倒/坠床时的应急预案

一、预防措施和主要准备

1. 检查病房设施，不断改进完善，做好安全防范，杜绝不安全隐患。

2. 护理人员严格执行分级护理和护理常规。

3. 加强巡视，密切观察患者病情，注意观察患者的意识及生命体征的变化。

4. 掌握患者的病情，及时记录患者的异常情况。

5. 履行告知义务，交代家属需要注意的事项。

二、应急流程

见图 7－2－1。

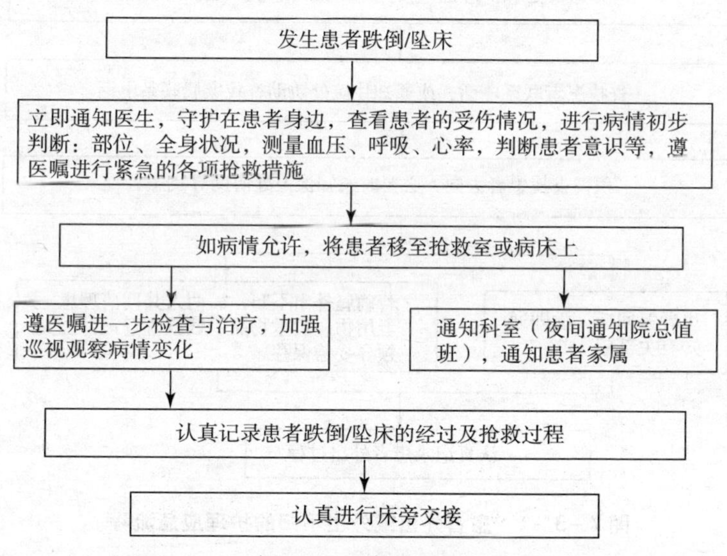

图 7－2－1　患者坠床/跌倒时的护理应急流程

第三节　患者外出或外出不归的应急预案

一、预防措施和主要准备

做好入院宣教，按级别护理要求巡视，认真落实交接班制度。按《患者住院须知》告知患者应遵守医院的相关规定，服从管理，防止意外的发生。

二、应急流程

见图7－3－1。

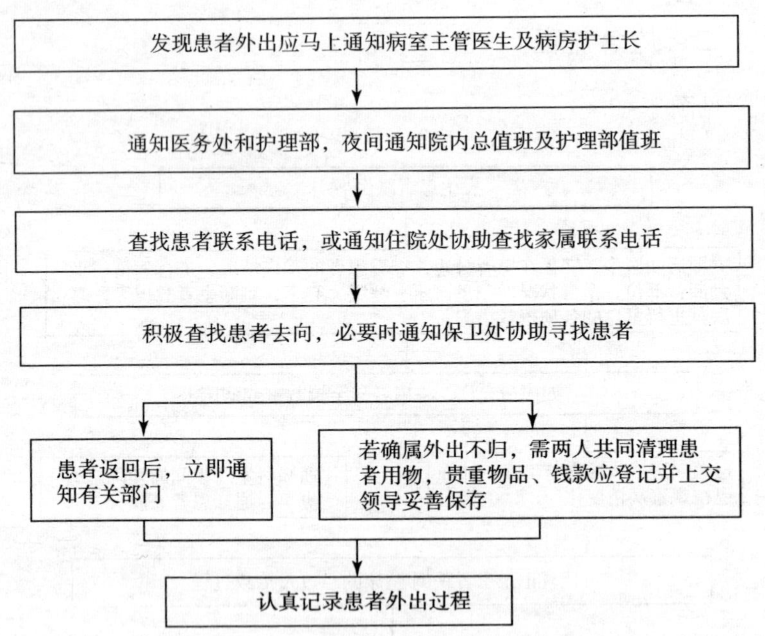

图7－3－1　患者外出或外出不归的护理应急流程

第四节　患者发生输血反应时的应急预案

一、预防措施和主要准备

1. 严格执行输血“三查八对”制度。
2. 严格执行临床输血管理制度。
3. 护理人员严格执行操作规程，严格无菌技术操作。
4. 按时巡视，仔细观察患者的病情，及时发现病情变化。
5. 急救药物、物品做到“五定一及时”。

二、应急流程

见图 7－4－1。

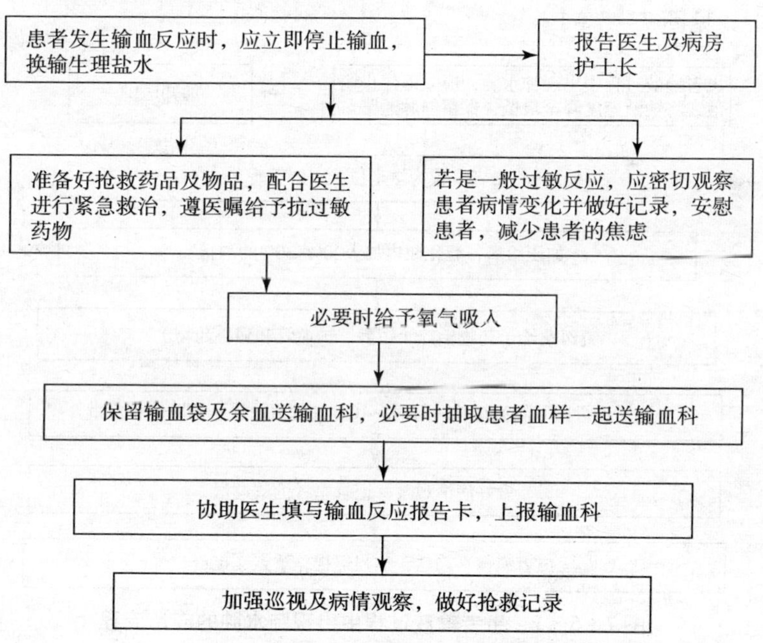

图 7－4－1　患者发生输血反应时的护理应急流程

第五节　患者输液过程中出现肺水肿的应急预案

一、预防措施和主要准备

1. 认真执行医嘱，根据病情调节输液速度，做好护理记录。

2. 及时进行健康宣教，履行告知义务，交代输液中的注意事项。

3. 护理人员严格护理操作规程，严格无菌技术操作，取得患者的合作。

4. 按时巡视观察患者的病情，及时发现病情变化。

5. 急救药物、物品做到“五定一及时”。

二、应急流程图

见图7－5－1。

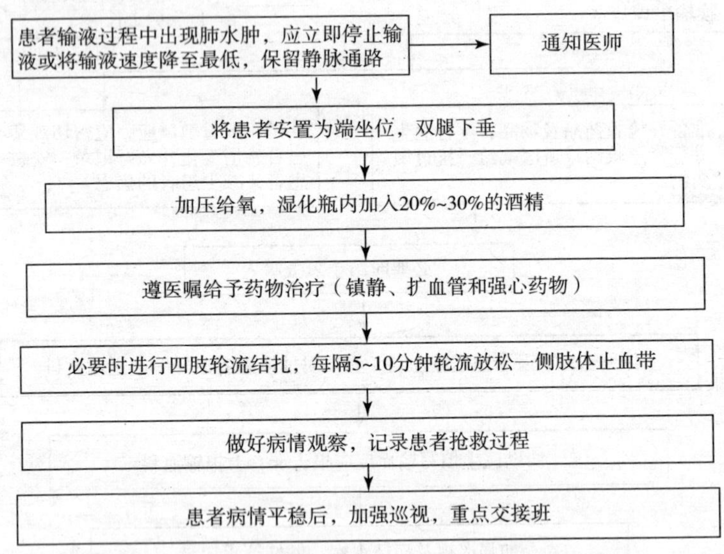

图7－5－1　患者输液过程中出现肺水肿的应急流程

第六节 患者有自杀倾向及出现自杀情况的应急预案

一、预防措施及主要准备

1. 发现患者有自杀倾向时，立即报告护士长及主管医生，通知家属。

2. 定时检查患者病室环境、床单位，查收锐利的刀器、超量的药物等危险物品，锁好门窗，尽可能消除自杀隐患。

3. 书面通知家属加强陪护，不得离开患者。

4. 详细交接班，密切注意患者的心理及自杀可疑行为。

5. 分析患者自杀可疑原因，有针对性地做好心理护理，尽量减少不良刺激。

6. 急救药品、物品做好“五定一及时”。

二、应急流程

见图 7 – 6 – 1。

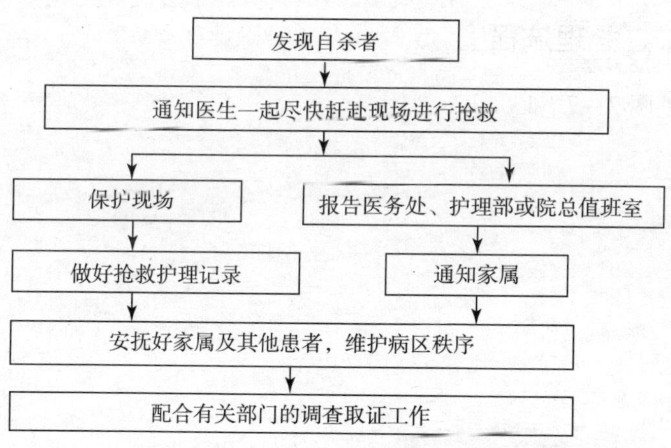

图 7 – 6 – 1 患者有自杀倾向及出现自杀情况的应急流程

第七节　低血糖的护理应急预案

一、预防措施及主要准备

1. 患者发生低血糖时，立即采取平卧位，防止发生跌倒和坠床，同时通知医生。

2. 意识清醒的患者遵医嘱给予50%葡萄糖口服，意识不清的患者立即建立静脉通路，给予50%葡萄糖静脉注射，10%葡萄糖维持静脉滴注。

3. 通知家属并向家属交代病情。

4. 监测患者血糖、意识状态、生命体征等病情变化，并做好抢救记录。

5. 查找低血糖的原因，去除诱发因素。

6. 向患者做健康指导，避免低血糖发生，随身携带急救卡片及含糖食物。

7. 准确、及时记录抢救过程。

二、处理流程

见图7－7－1。

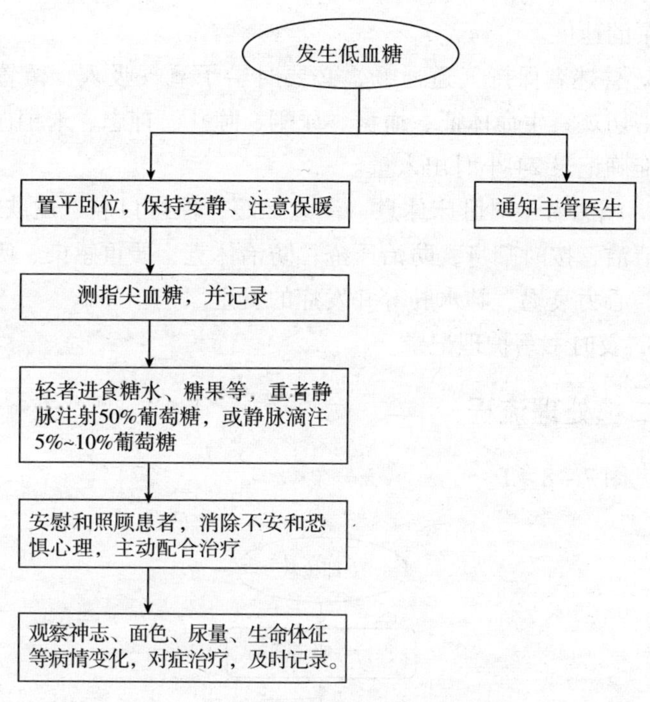

图 7－7－1　低血糖的护理应急指引

第八节　糖尿病酮症酸中毒的护理应急预案

一、预防措施及主要准备

1. 置患者于抢救室，行心电监护，给予氧气吸入。
2. 保护患者安全，烦躁者加强安全防护。
3. 迅速建立 2 条静脉通道，保持输液通畅，快速补液。
4. 进行血生化、电解质、动脉血气、尿酮等检查。
5. 密切监测末梢血糖，及时通知医生调整胰岛素注射泵、输液泵的速度。

6. 昏迷者保持气道通畅，必要时给予氧气吸入，留置导尿管，密切观察生命体征、血糖、尿酮、瞳孔、神志、末梢循环变化，准确记录24小时出入量。

7. 嘱患者绝对卧床休息，注意保暖，保持口腔、皮肤、床、衣物清洁，按时翻身，防治压疮；防治休克、严重感染、吸入性肺炎、心力衰竭、肺水肿等并发症的发生。

8. 及时书写护理记录。

二、处理流程

见图7－8－1。

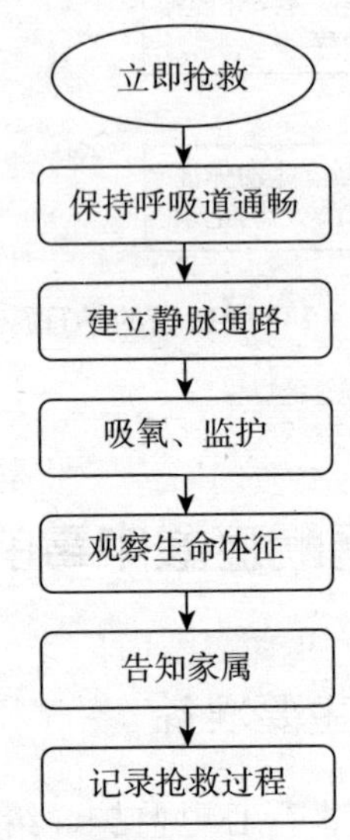

图7－8－1　糖尿病酮症酸中毒的应急流程

第九节　急性肺栓塞的护理应急预案

一、预防措施及主要准备

1. 绝对卧床，保持安静，有效制动。

2. 立即通知医生，准备好抢救物品。

3. 高流量吸氧 4 ~ 6L/min。当合并严重呼吸衰竭时可使用面罩无创性机械通气或经气管插管机械通气。但注意应避免气管切开，以免在抗凝或溶栓过程中发生局部不易控制的大出血。

4. 迅速建立双静脉通道，遵医嘱使用抗生素、抗凝药。密切观察各种药物的治疗效果及副作用。

5. 持续心电监护，严密观察神志、心率、心律、呼吸、血压、血氧饱和度变化。同时观察发绀、胸闷、憋气、咳嗽等情况及胸部疼痛有无改善。尽量减少搬动，注意保暖。

6. 观察四肢皮温和末梢循环改善情况。根据血压情况合理调节升压药浓度和滴速。

7. 留置导尿管，准确记录每小时尿量及 24 小时出入量。

8. 监测血气分析及电解质。

9. 遵医嘱准确及时应用尿激酶、链激酶。注意观察出血等并发症的发生。

10. 肢体肿胀者嘱其抬高下肢，不要过度屈曲，忌用手按摩下肢肿胀处，防止栓子脱落。如下肢肿胀疼痛剧烈，及时给予止痛剂。

11. 给予低盐、低钠、高蛋白、高纤维素易消化饮食，少量多餐，少食速溶性易发酸食物，以免引起腹胀。保持大便通畅，防止因用力排便而致栓子脱落。

12. 床旁陪护患者，做好心理护理。

13. 做好相关护理记录。

二、应急流程

见图 7 –9 –1。

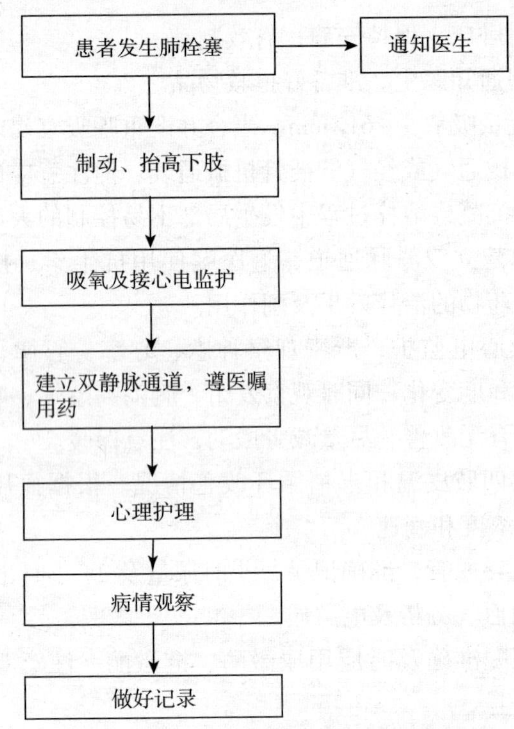

图 7 –9 –1　急性肺栓塞的护理应急流程

第十节 患者发生误吸时的护理应急预案

一、预防措施及主要准备

1. 住院患者发生误吸时，护理人员要根据其具体情况进行抢救处理。

（1）患者神志清醒：取站立身体前倾位，医护人员一手按压上腹部，另一手拍背。

（2）患者昏迷状态：让患者处于仰卧位，头偏向一侧，同时用负压吸引器进行吸引；也可让患者处于俯卧位，医护人员进行拍背。

在抢救过程中要观察误吸患者面色、呼吸、意识等情况。同时呼叫其他医务人员。

2. 对患者进行负压吸引，快速吸出口鼻及呼吸道内吸入的异物。

3. 患者出现神志不清、呼吸心跳停止时，应立即进行胸外心脏按压、气管插管、人工呼吸、给氧、心电监护等心肺复苏抢救措施，遵医嘱给予抢救用药。

4. 护理人员应严密观察患者生命体征、意识和瞳孔变化，及时报告医师采取措施。

5. 患者病情好转，神志清醒，生命体征逐渐平稳后，护理人员应给患者清洁口腔、整理床单元、更换床单及衣物、安慰患者和家属，给予心理护理。在抢救结束后6小时内，准确记录抢救过程。

6. 待患者病情完全平稳后，向患者详细了解发生误吸的原因，制订有效的预防措施，尽可能防止以后再发生类似的情况。

二、应急流程

见图 7－10－1。

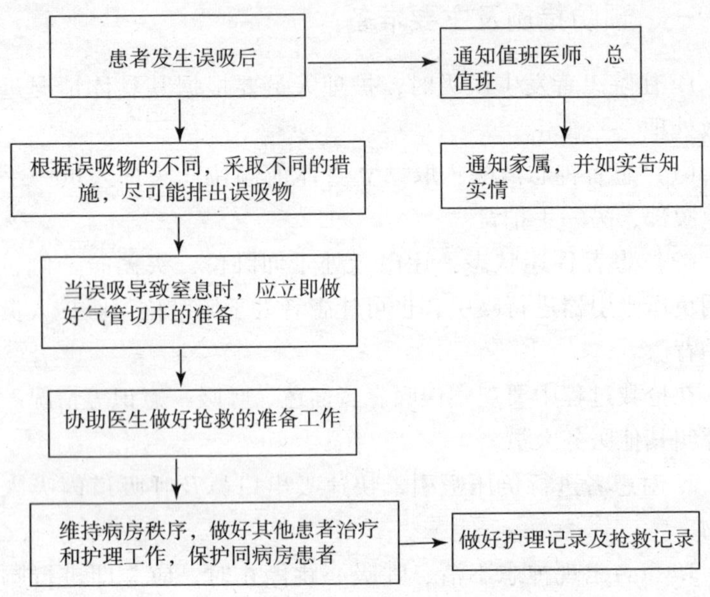

图 7－10－1　患者发生误吸时的护理应急流程

第十一节　患者发生躁动时的护理应急预案

一、预防措施和主要准备

1. 护理人员严格执行分级护理和护理常规。

2. 加强巡视，密切观察患者病情，注意观察患者的意识及生命体征的变化。

3. 了解患者的病情，及时记录患者的异常情况。

二、应急流程

见图 7－11－1。

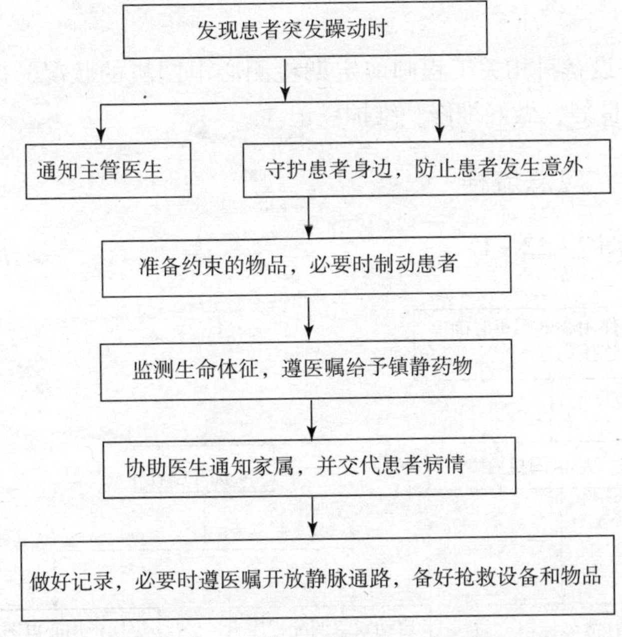

图 7－11－1　患者发生躁动时的护理应急流程

第十二节　心电图机故障应急预案

一、预防措施及主要准备

1. 值班护士应熟知本病房、本班使用的心电图机的完好情况及需要使用心电图机患者的病情，严密观察患者生命体征。

2. 在使用心电图机过程中，注意观察心电图机和患者连接导联的动态变化，确保设备各导联和患者连接完好。如遇设备故障，应安抚好患者及家属，更换备用心电图机或者启动设备紧急调配流程，故障设备上挂“仪器故障”牌，并马上联系设备科相关工程师进行设备的检修。维修过程及维修效果应及时登记备案。

3. 设备科相关工程师应定期检测心电图机的状况，确保设备运转良好，做好维修、维护登记。

二、应急流程

见图 7－12－1。

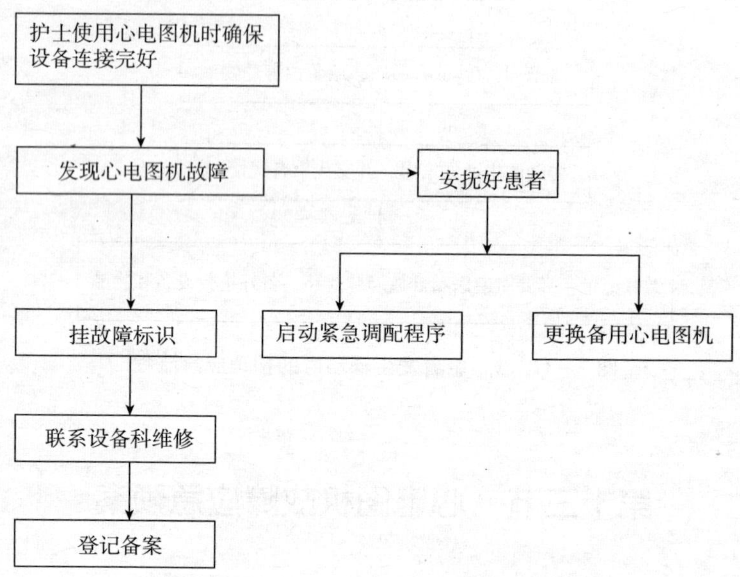

图 7－12－1　电图机故障护理应急流程

第十三节　心电监护仪故障应急预案

一、预防措施及主要准备

1. 值班护士应熟知监护仪操作规程及使用性能。

2. 监护仪本身带有蓄电池，平时应定期充电，使蓄电池始终处于饱和状态，以保证在突发情况时能够正常运行。科室配备备用监护仪，并专人定期检查其状况，确保设备运转良好，做好维修、维护登记。

3. 如遇监护仪意外停电、设备故障致监护仪不能正常工作时，护士应立即停止应用监护仪，立即启用备用监护仪，同时评估患者、通知医生。严密观察患者的生命体征及病情变化，清醒患者做好心理护理。

4. 故障的监护仪悬挂“仪器故障”牌，及时通知仪器维修部门。维修过程及维修结果应及时登记备案。

二、应急流程

见图 7－13－1。

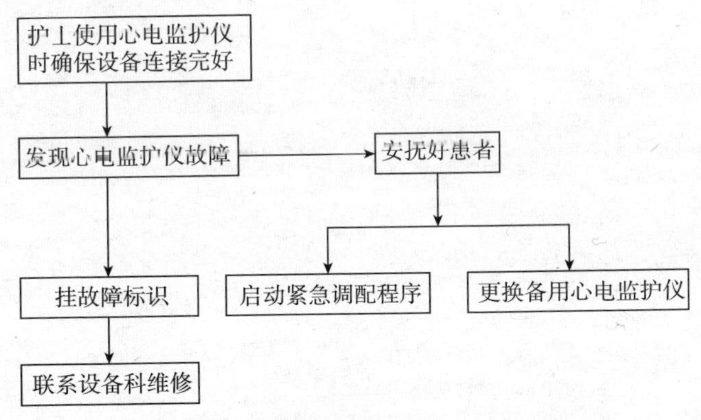

图 7－13－1　心电监护仪故障护理应急流程

第十四节 中心负压吸引器故障应急预案

一、预防措施及主要准备

1. 在使用中心负压吸引过程中，要定期检查真空压力表是否在正常范围（$P < -0.04MPa$），科室配备电动吸引器，定人定期检查、维护，以保证在突发情况时能够正常使用。

2. 在使用过程中如遇停电、真空压力不足、设备故障等突发情况时，应立即启用备用电动吸引器：打开电动吸引器，连接引流管道，携电动吸引器至患者床旁，给予吸痰，保持患者呼吸道通畅，对清醒患者做好心理护理。

3. 在使用过程中，严密观察患者有无缺氧或其他生命体征变化，配合医生完成各项抢救措施，并准确记录。

4. 检查中心负压压力表，确定压力是否在正常范围之内，确定引起故障的原因。

5. 故障的吸引装置应悬挂“仪器故障”牌，及时通知仪器维修部门。维修过程及维修结果及时登记备案。

二、应急流程

见图 7 – 14 – 1。

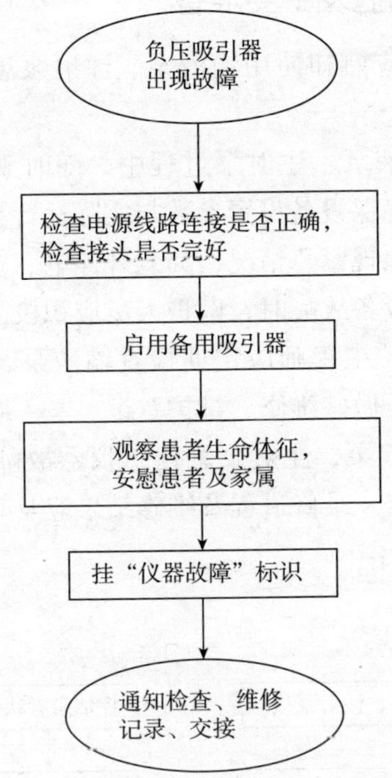

图 7 – 14 – 1　中心负压吸引器故障护理应急流程

第十五节　输液泵/注射泵故障应急预案

一、预防措施及主要准备

1. 值班护士应熟知使用输液泵、注射泵患者的病情，严密观察其生命体征。

2. 在使用输液泵、注射泵过程中，随时观察输液泵、注射泵的动态变化，确保设备设置参数与实际运行参数相符合。如遇输液泵、注射泵出现紧急情况，如意外停电、空气报警、管路阻塞、速度失控等设备故障时，医护人员应积极采取补救措施。

3. 设备科相关工程师应定期检查输液泵、注射泵状况，确保设备运转良好，做好维修、维护登记。

4. 故障的输液泵、注射泵悬挂“仪器故障”牌，及时通知仪器维修部门维修。维修过程及维修结果应及时登记备案。

二、应急流程

见图 7 – 15 – 1。

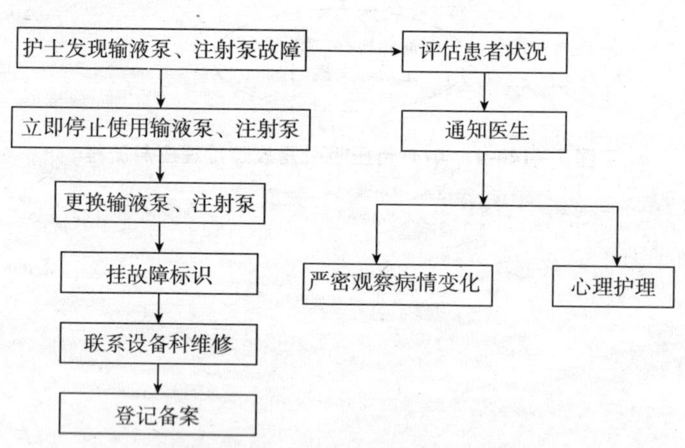

图 7 – 15 – 1　输液泵、注射泵故障护理应急流程

第十六节　除颤仪故障应急预案

一、预防措施及主要准备

1. 值班护士应熟知本班使用的除颤仪是否处于完好状态。

2. 在使用除颤仪之前，应该先进行除颤仪的整机能量自检测试，以确保能量参数正常。如遇参数报警、设备故障且患者急需使用除颤仪时，医护人员应采取补救措施，并马上启动设备紧急调配程序。

3. 设备科相关工程师应定期检查除颤仪状况，确保设备运转良好，做好维修、维护等记录。

4. 除颤仪日常测试不正常时，当班护士应立即通知科室领导，并挂上“仪器故障”牌，及时通知设备科维修。维修过程及维修结果应及时登记备案。

二、应急流程

见图 7－16－1。

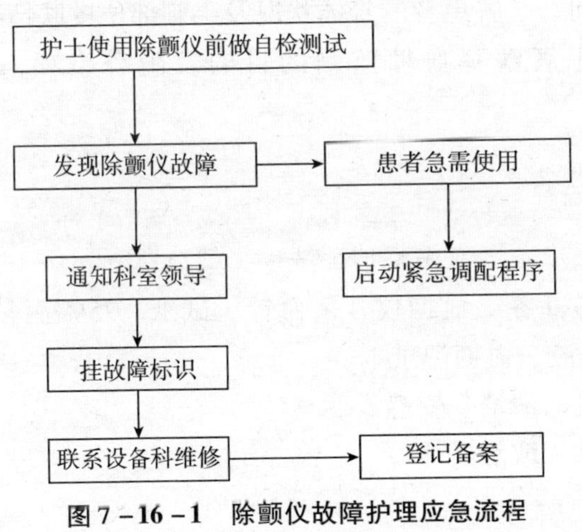

图 7－16－1　除颤仪故障护理应急流程

≪第八章

内分泌科常见操作流程及评分标准

护理学是一门具有很强的科学性、技术性、专业性和服务性的应用学科，内分泌科护理尤其如此。根据内分泌科疾病的特点，本章着重叙述“血糖监测”、“胰岛素笔注射”、“动态血糖监测”、“胰岛素泵”、“葡萄糖耐量试验”和“真空负压静脉采血”等常用的护理技术，以利护士掌握，从而更好地为患者服务。

第一节 血糖监测技术操作流程及评分标准

一、评估

1. 询问、了解患者的身体状况及穿刺部位皮肤情况。

2. 向患者解释血糖监测的目的及配合事项，取得患者配合。

二、准备

1. 护士准备 衣帽整洁、洗手、戴口罩。

2. 物品准备 血糖仪、采血针、试纸、75%酒精、无菌棉签、手消毒液、血糖记录本。

3. 环境 清洁、安静、明亮。

4. 体位 取舒适体位。

三、方法

携用物至床旁，再次核对，做好解释，取得合作→协助患者准备并清洁好双手，取舒适体位→酒精消毒指侧待干，采血手下垂摆动 10 次（促进血液循环）→ 打开血糖仪 →取一张试纸插入机内→ 绷紧皮肤 → 采血针紧贴皮肤按下→ 采血（方法：从掌跟向指尖挤，挤出一大滴血。切忌挤压指尖处，以防组织液挤出影响血糖结果）吸满试纸的规定范围→ 棉签按压手指，直至不出血为止，查对→ 放好血糖仪和规范处置采血针→读数并告知患者（血糖过低或过高应通知医师）→关机，整理用物、床单位，交代注意事项→处理用物，洗手，记录。

四、评价

1. 与患者沟通交流语言文明，态度和蔼。
2. 动作轻柔、准确，操作规范。

五、注意事项

1. 尽量不选择指腹部作为针刺部位。
2. 不可强力挤压皮肤。
3. 严格无菌技术操作。
4. 试纸放于试纸瓶内保存，不可放于阴凉潮湿的地方。
5. 采血时从掌跟向指尖挤，挤出一大滴血。切忌挤压指尖处，以防组织液挤出影响血糖结果。

六、理论提问

1. 血糖监测的目的是什么？

答：掌握患者血糖控制情况，为指导患者合理饮食、运动及调整用药提供科学依据，是糖尿病整体治疗的一个重要组成部分。

2. 血糖监测注意事项有哪些？

答：尽量不选择指腹部作为针刺部位；不可强力挤压皮肤；严格无菌技术操作；试纸放于试纸筒内保存，不可放于阴凉潮湿的地方；采血时从掌跟向指尖挤，挤出一大滴血，切忌挤压指尖处，以防组织液挤出影响血糖结果。

七、评分标准

见表 8－1－1。

表 8－1－1　血糖监测技术操作评分标准

<table>
<tr><th>项目</th><th colspan="2">操作要求</th><th>分值</th><th>扣分原因</th><th>实际得分</th></tr>
<tr><td rowspan="6">准备质量标准（20 分）</td><td rowspan="2">1. 评估：</td><td>①询问、了解患者的身体状况及穿刺部位皮肤情况</td><td>4</td><td></td><td></td></tr>
<tr><td>②向患者解释血糖监测的目的及配合事项，取得患者配合</td><td>4</td><td></td><td></td></tr>
<tr><td colspan="2">2. 护士准备：衣帽整洁、洗手、戴口罩</td><td>3</td><td></td><td></td></tr>
<tr><td colspan="2">3. 环境：清洁、安静、明亮</td><td>3</td><td></td><td></td></tr>
<tr><td colspan="2">4. 物品准备：血糖仪、采血针、试纸、75% 酒精、无菌棉签、手消毒液、血糖记录本</td><td>4</td><td></td><td></td></tr>
<tr><td colspan="2">5. 患者体位：舒适体位</td><td>2</td><td></td><td></td></tr>
</table>

续表

项目	操作要求	分值	扣分原因	实际得分
操作流程质量标准（60分）	1. 携用物至床旁，核对并向患者解释	6		
	2. 消毒手指，待酒精完全干	6		
	3. 连接血糖试纸显示“OK”后即处于备用状态	6		
	4. 将采血针头固定在手指欲采血部位（指腹两侧），按下按钮	6		
	5. 轻轻挤压手指，将血糖仪倾斜接触血滴，待足够血液吸入后，5秒钟后，等待屏幕上显示血糖的测定值	9		
	6. 用干棉签按压穿刺处1~2分钟	6		
	7. 告知患者所测血糖值及目前要注意的事项	6		
	8. 整理用物：从血糖仪中取下用过的试纸，放入医疗垃圾内。用过的针头放入利器盒内	9		
	9. 手消、记录	6		
终末质量标准（15分）	1. 操作熟练，沉着冷静，手法正确	5		
	2. 关心体贴患者	5		
	3. 测试结果与病情是否相符合	5		
提问（5分）	1. 血糖监测的目的	2.5		
	2. 血糖监测的注意事项	2.5		
合计		100		

第二节　胰岛素笔操作流程及评分标准

一、评估

1. 患者的病情、生命体征、合作程度，胰岛素注射的目的。
2. 询问过敏史，正确选择注射部位。
3. 患者的心理状态、注射部位皮肤情况。

二、准备

1. 护士　着装整齐，洗手，戴口罩。

2. 物品　治疗车、治疗盘（75% 酒精、消毒棉签、污物缸）、胰岛素、胰岛素笔、BD 针头、利器盒、注射执行单、必要时备血糖仪。

3. 环境　安静、整洁、光线适宜，适合操作。

4. 体位　患者取舒适体位。

三、方法

携用物至床旁→核对解释→检查螺杆及胰岛素，装入胰岛素笔芯（如果是预混或中效胰岛素应先摇匀）→消毒橡皮膜（垂直刺入、拧紧）→排气（如是新装的胰岛素笔芯，调拨 2U，笔直向上，手指轻弹笔芯架数次，使空气聚集在上部后，按压注射键排气，排尽笔芯内的空气，直至一滴胰岛素从针头溢出）→选择正确注射部位→评估注射部位皮肤→用 75% 酒精正确消毒皮肤→注射（核对并调好剂量，捏皮，握笔式进针，按住推杆缓慢注射，推注完毕继续保持姿势）→针头留置至少 10 秒钟以上→拔针→处置：针头卸下丢至锐器盒→胰岛素笔归位→处理用物→整理床单元→交代注意事项（进食的时间，推迟进食的后果）→消毒双手→记录。

四、评价

1. 与患者沟通交流语言文明，态度和蔼。

2. 动作轻柔、准确、操作规范。

五、注意事项

1. 胰岛素剂型和剂量必须准确无误。

2. 注射完毕停留5~10秒以上才能拔针。

3. 每次注射前排尽空气（预混胰岛素应先摇匀再排尽）。

4. 注射后应检查剂量显示窗，确认读数已回到“0”。

5. 注射悬浮胰岛素制剂时，如在笔芯的显示窗可见笔芯橡皮活塞，应及时更换笔芯。

六、理论提问

1. 胰岛素如何贮存？

答：未开封：2~8℃贮存；已开封：28℃以下常温贮存；但胰岛素不能放入冷冻室。

2. 注射部位如何选择？

答：腹部需避开以脐为中心、半径为2.5cm的圆形区域内注射；上臂为三角肌下缘外侧；大腿为前侧、外侧，髋下10cm和膝上10cm之间；臀部在外上侧；注意每次注射点都应间隔至少1cm。

3. 低血糖的表现及如何处理？

答：表现为心慌、手抖、出冷汗、乏力、视力模糊等。

处理：立即监测血糖，如确为低血糖者，进食含糖15g的饮料和食物。

七、评分标准

见表 8－2－1。

表 8－2－1　胰岛素笔操作评分标准

<table>
<tr><th>项目</th><th colspan="2">操作要求</th><th>分值</th><th>扣分原因</th><th>实际得分</th></tr>
<tr><td rowspan="7">准备质量标准（20 分）</td><td rowspan="3">1. 评估</td><td>①患者的病情、年龄、注射的目的</td><td>3</td><td></td><td></td></tr>
<tr><td>②患者的意识、心理状态、合作程度</td><td>3</td><td></td><td></td></tr>
<tr><td>③询问过敏史、注射部位皮肤情况</td><td>3</td><td></td><td></td></tr>
<tr><td rowspan="2">2. 护士准备</td><td>①着装整齐，洗手、戴口罩</td><td>2</td><td></td><td></td></tr>
<tr><td>②语言文明、态度和蔼</td><td>2</td><td></td><td></td></tr>
<tr><td colspan="2">3. 物品准备：备齐用物、放置合理</td><td>5</td><td></td><td></td></tr>
<tr><td colspan="2">4. 患者体位：舒适体位</td><td>2</td><td></td><td></td></tr>
<tr><td rowspan="11">操作流程质量标准（60 分）</td><td colspan="2">1. 核对并向患者解释</td><td>5</td><td></td><td></td></tr>
<tr><td colspan="2">2. 正确安装胰岛素笔和针头，手法正确</td><td>6</td><td></td><td></td></tr>
<tr><td colspan="2">3. 排气方法正确（药液不漏、不污染、剂量准确）</td><td>6</td><td></td><td></td></tr>
<tr><td colspan="2">4. 再次核对胰岛素名称、剂型，调节剂量</td><td>6</td><td></td><td></td></tr>
<tr><td colspan="2">5. 消毒皮肤范围、方法正确</td><td>6</td><td></td><td></td></tr>
<tr><td colspan="2">6. 进针角度、深度适宜，方法正确</td><td>6</td><td></td><td></td></tr>
<tr><td colspan="2">7. 针头在皮下停留 10 秒钟以上</td><td>5</td><td></td><td></td></tr>
<tr><td colspan="2">8. 拔针方法正确</td><td>5</td><td></td><td></td></tr>
<tr><td colspan="2">9. 卸下针头丢弃至利器盒，笔归位</td><td>5</td><td></td><td></td></tr>
<tr><td colspan="2">10. 再次核对</td><td>5</td><td></td><td></td></tr>
<tr><td colspan="2">11. 手消</td><td>5</td><td></td><td></td></tr>
</table>

续表

项目	操作要求	分值	扣分原因	实际得分
综合质量标准（15分）	1. 患者明确注射目的、能配合	5		
	2. 严格执行无菌技术及查对制度，动作熟练、准确	5		
	3. 正确处理用物、针头规范丢弃	5		
提问（5分）		5		
合计		100		

第三节　胰岛素泵操作流程及评分标准

一、评估

1. 患者的病情、年龄、意识状态、配合程度。

2. 患者腹部皮肤的清洁情况及完整性（有无疤痕、炎症、硬结等）。

3. 患者对胰岛素泵治疗的目的、意义及注意事项的了解程度。

4. 患者对此操作的心理反应，是否存在紧张、恐惧心理。

二、准备

1. **护士**　着装整齐，洗手，戴口罩。

2. **物品**　治疗盘，3%安尔碘，无菌棉签，胰岛素泵，电池，储药器，输注导管，敷贴，胰岛素（提前2小时从冰箱取出置于室温下），胰岛素泵外袋或外套。

3. 环境　安静、整洁、光线适宜，适合操作。

4. 体位　取平卧位或仰卧曲膝位。

三、方法

1. 治疗室　处理医嘱→核对→胰岛素泵安装电池，开机，胰岛素泵自检，设定时钟及时制→在无菌操作下把胰岛素抽入储药器内→储药器装入泵内连接输注导管→遵医嘱设置基础量和餐前大剂量→开启泵的充盈导管功能排气。

2. 床旁　携用物至床旁→核对患者信息→解释→患者取平卧位或仰卧曲膝位→选择注射部位→暴露和消毒局部皮肤→在无菌操作下埋置针头→敷贴覆盖→启动胰岛素泵→用胰岛素泵外袋或外套妥善固定胰岛素泵→交代注意事项→整理床单元→手消→记录。

四、评价

1. 严格无菌操作原则，操作规范，动作轻巧、准确。

2. 注意保暖，保护患者隐私，合理安置患者。

五、注意事项

1. 血糖监测：置泵后头三天监测血糖 8 次/天，即早、中、晚三餐前，餐后 2 小时，晚间 10 时及凌晨 2 时的血糖，此后，根据血糖控制情况改为 3 ~ 4 次/天。置泵 3 ~ 7 天为胰岛素剂量调整期，容易发生低血糖，应加强血糖监测。

2. 每天检查输注部位及导管系统 2 次以上，查看是否有红肿、出血及针头脱出、导管堵塞等，如有感染，应立即更换输注部位和装置，严格执行无菌操作。

3. 输注导管皮下保留 3 ~ 5 天（冬季可适当延长至 5 ~ 7

天)，更换一次输注部位和导管系统。新注射部位与原部位应相隔 2～3cm 以上，原注射针眼处用 3% 安尔碘消毒。

六、理论提问

1. 胰岛素泵操作的目的是什么？

答：控制糖尿病患者的高血糖，以减少糖尿病急、慢性并发症发生的风险；使胰岛素的吸收稳定；使胰岛素剂量精确调整；减少严重低血糖的发生；可促进个性化的生活方式，更适合进餐时间、运动、工作的安排。

2. 安装胰岛素泵后如何护理？

答：妥善放置胰岛素泵，保证导管通畅，避免扭曲；预防低血糖，告知低血糖症状，掌握低血糖急救处理；监测血糖时间，餐前和餐后时间的计算，准确测量血糖；餐前胰岛素注射，禁食者不注射餐前量；腹部运动防止胰岛素泵脱落；示范胰岛素泵报警的声响，使患者可以识别报警音；洗浴时可使用快速分离器将泵分开，但不应 >1 小时，洗浴完毕应立即装上；特殊检查避免将泵置于 X 线下，如患者行 CT、核磁共振及其他放射线检查时，应使用快速分离器将泵取下，检查完毕再接上；感觉不适及时联系医护人员。

七、评分标准

见表 8－3－1。

表 8-3-1 胰岛素泵操作评分标准

<table>
<tr><th>项目</th><th colspan="2">技术操作要求</th><th>分值</th><th>扣分原因</th><th>实际得分</th></tr>
<tr><td rowspan="6">准备质量标准（20分）</td><td rowspan="3">1. 评估</td><td>①患者的病情、年龄、胰岛素泵的目的</td><td>3</td><td></td><td></td></tr>
<tr><td>②患者的意识、心理状态、合作程度</td><td>3</td><td></td><td></td></tr>
<tr><td>③询问过敏史、注射部位皮肤情况</td><td>3</td><td></td><td></td></tr>
<tr><td colspan="2">2. 护士准备：着装整齐，洗手、戴口罩；语言文明、态度和蔼</td><td>5</td><td></td><td></td></tr>
<tr><td colspan="2">3. 物品准备：备齐用物、放置合理</td><td>4</td><td></td><td></td></tr>
<tr><td colspan="2">4. 患者体位：平卧位或仰卧曲膝位</td><td>2</td><td></td><td></td></tr>
<tr><td rowspan="12">操作流程质量标准（60分）</td><td colspan="2">1. 携用物到患者床旁，核对并解释</td><td>5</td><td></td><td></td></tr>
<tr><td colspan="2">2. 启动胰岛素泵安装电池，开机，胰岛素泵自检，设定时钟及时制</td><td>6</td><td></td><td></td></tr>
<tr><td colspan="2">3. 在无菌操作下把胰岛素抽入储药器内</td><td>6</td><td></td><td></td></tr>
<tr><td colspan="2">4. 储药器装入泵内连接输注导管</td><td>6</td><td></td><td></td></tr>
<tr><td colspan="2">5. 遵医嘱设置基础量和餐前大剂量</td><td>6</td><td></td><td></td></tr>
<tr><td colspan="2">6. 开启泵的充盈导管功能排气</td><td>6</td><td></td><td></td></tr>
<tr><td colspan="2">7. 患者取平卧位或仰卧曲膝位，选择注射部位</td><td>5</td><td></td><td></td></tr>
<tr><td colspan="2">8. 暴露和消毒局部皮肤，在无菌操作下埋置针头，敷贴覆盖</td><td>5</td><td></td><td></td></tr>
<tr><td colspan="2">9. 启动胰岛素泵</td><td>5</td><td></td><td></td></tr>
<tr><td colspan="2">10. 用胰岛素泵外袋或外套妥善固定胰岛素泵</td><td>5</td><td></td><td></td></tr>
<tr><td colspan="2">11. 观察病情，注意保护患者隐私</td><td>2</td><td></td><td></td></tr>
<tr><td colspan="2">12. 整理床单位，手消并记录</td><td>3</td><td></td><td></td></tr>
</table>

续表

项目	技术操作要求	分值	扣分原因	实际得分
综合质量标准（15分）	1. 严格执行无菌技术与查对制度	3		
	2. 操作过程熟练、准确	3		
	3. 患者明确操作目的、能配合	3		
	4. 能正确识别处理胰岛素泵报警	3		
	5. 正确处理用物、洗手到位	3		
提问（5分）		5		
合计		100		

第四节　葡萄糖耐量试验操作流程及评分标准

一、评估

1. 询问、了解患者是否按照要求进行采血前准备，例如是否空腹等。

2. 评估患者局部皮肤及血管情况。

二、准备

1. 护士　着装整齐，洗手，戴口罩。

2. 物品　治疗车、治疗盘（3%安尔碘、消毒棉签、污物缸）、一次性采血管、一次性静脉采血针、利器盒、50%葡萄糖82.5g、杯子。

3. 环境　安静、整洁、光线适宜，适合操作。

4. 体位　患者取舒适体位。

三、方法

备齐用物携至床旁→核对并向患者解释操作的目的和配合方法→空腹抽血 3ml→50% 葡萄糖 82. 5g 溶于 300ml 水中→5 分钟内口服完→分别于 30 分钟、60 分钟、120 分钟、180 分钟各抽血 3ml→正确处理医疗废弃物→手消→记录。

四、评价

1. 严格遵守无菌操作技术，采血方法正确，动作轻稳、准确。

2. 护患沟通有效。

五、注意事项

1. 做 OGTT 试验前 3 天，不应该控制饮食，每天饮食中碳水化合物含量不应低于 150g，并且维持正常活动。

2. 影响本试验的药物（引起血糖升高或降低的药物）应停用。

3. 试验前患者应 10 ~ 14 小时不进食。

4. 试验当日早晨空腹静脉取血后在 5 分钟之内饮入 300ml 含 82. 5g 葡萄糖的糖水，在喝糖水后 30 分钟、1 小时、2 小时、3 小时再分别抽血一次，共抽血 5 次。每次抽血后嘱患者留取尿液做尿糖检测。

六、理论提问

1. OGTT 正常值范围？

答：空腹 3. 9 ~ 6. 1mmol/L（70 ~ 110mg/dl）；60 分钟 6. 7 ~ 9. 5mmol/L（120 ~ 170mg/dl）；120 分钟 ≤ 7. 8mmol/L

（≤140mg/dl）；180 分钟 3.9～6.1mmol/L（70～110mg/dl）。

2. 葡萄糖耐量的意义是什么？

答：糖耐量降低：表现为血糖增高幅度高于正常人，恢复到空腹水平的时间延长，如糖尿病、甲亢、垂体功能亢进、肾上腺功能亢进、胰腺炎、胰腺癌、严重肝病和糖原累积病。

糖耐量增高：空腹血糖值正常或偏低，口服糖后血糖浓度上升不明显，耐量曲线平坦。多见于内分泌功能低下，如甲状腺功能低下、肾上腺皮质功能低下和垂体功能低下。

迟滞性耐量曲线：口服葡萄糖后在正常时间内可恢复到空腹水平，但有一个明显增高的血糖峰值，往往超过 10mmol/L，这种情况以后可能发展为糖尿病。

七、评分标准

见表 8－4－1。

表 8－4－1 葡萄糖耐量试验操作评分标准

<table>
<tr><th>项目</th><th colspan="2">技术操作要求</th><th>分值</th><th>扣分原因</th><th>实际得分</th></tr>
<tr><td rowspan="7">准备质量标准（20 分）</td><td rowspan="3">1. 评估</td><td>①患者的病情、年龄、OGTT 的目的</td><td>3</td><td></td><td></td></tr>
<tr><td>②患者的意识、心理状态、合作程度</td><td>3</td><td></td><td></td></tr>
<tr><td>③患者局部皮肤及血管情况</td><td>3</td><td></td><td></td></tr>
<tr><td rowspan="2">2. 护士准备</td><td>①着装整齐，洗手、戴口罩</td><td>3</td><td></td><td></td></tr>
<tr><td>②语言文明、态度和蔼</td><td>3</td><td></td><td></td></tr>
<tr><td colspan="2">3. 物品准备：备齐用物、放置合理</td><td>3</td><td></td><td></td></tr>
<tr><td colspan="2">4. 患者体位：舒适体位（坐位或卧位）</td><td>2</td><td></td><td></td></tr>
</table>

续表

项目	技术操作要求	分值	扣分原因	实际得分
操作流程质量标准（60分）	1. 备齐用物携至床旁	8		
	2. 核对并向患者解释操作的目的和配合方法	8		
	3. 空腹抽血3ml	8		
	4. 50%葡萄糖82.5g溶于300ml水中，5分钟内口服完	8		
	5. 分别于30分钟、60分钟、120分钟、180分钟各抽血3ml	8		
	6. 每次抽血后嘱患者留取尿液做尿糖检测	8		
	7. 正确处理医疗废弃物	6		
	8. 手消并记录	6		
终末质量标准（15分）	1. 采血方法正确，操作熟练规范	5		
	2. 护患沟通有效，动作轻稳	5		
	3. 污物处理得当	5		
提问（5分）		5		
合计		100		

第五节　简易呼吸器操作流程及评分标准

一、评估

1. 掌握简易人工呼吸器使用目的、方法、注意事项。

2. 患者病情、体位、意识状态、配合程度。

3. 患者呼吸及缺氧状况，呼吸频率、节律、深浅度，呼吸道是否通畅，有无活动义齿等。

4. 简易人工呼吸器的完好性与环境清洁安全，无有害气体。

5. 是否符合使用简易呼吸器的指征和适应证，无自主呼吸或自主呼吸微弱。

6. 评估有无使用简易呼吸器的禁忌证，如中等以上活动性咯血、心肌梗死、大量胸腔积液等。

二、准备

1. 护士　着装整齐，沉着稳重，动作迅速，洗手，戴口罩。

2. 用物　简易人工呼吸器、氧气装置、快速手消液、清洁小方纱布、护理记录单。

3. 环境　清洁、安全，空气流通，无有毒有害气体。

4. 体位　仰卧位，去枕，头后仰。

三、方法

听到抢救呼叫→携用物至床旁→呼唤姓名→判断患者呼吸→解开患者衣领、衣扣及裤腰→同时告知患者及家属操作目的及注意事项→头侧向一侧→清理呼吸道及口腔内分泌物、呕吐物→取下活动义齿→取仰卧位→将枕头垫于患者肩下，抬起下颌→检查简易呼吸器的性能→连接面罩呼吸器囊及氧气→调节氧流量5～10L/min（供氧浓度为40%～60%）→一手握住呼吸器活瓣处→用“CE”手法将面罩置于患者口鼻部并用拇指与食指紧扣面罩，以保持密合→其他手指托下颌→一手挤压呼吸气囊→放松→有节律地反复进行［频率16～20次/分，注入空（氧）气500～1000ml，呼吸比为1∶1.5～1∶1.8］→观察患者缺氧情况及胸廓起伏情况→遵医嘱停用→取下简易呼吸器→擦净患者面部→整理衣裤及床单元→协助患者取舒适体位→告知安慰患者及家属→整理用物，面罩、球囊清洁后用75%酒精消毒→吹干→备用（如为传染病患者，应将各组件配件拆开→经消毒液浸泡→清水冲净消毒液后→吹干→装好→备用）→洗手→记录。

四、评价

1. 患者体位适宜，呼吸道通畅。
2. 面罩紧扣口鼻，不漏气。
3. 挤压呼吸球囊节律、频率规范。
4. 与患者及家属沟通好。

五、注意事项

1. 使用简易呼吸器前必须清除呼吸道异物及分泌物。
2. 观察患者胸廓起伏是否与挤压频率一致。
3. 观察患者面部与嘴唇发绀是否有变化。
4. 有储氧袋时要注意袋体是否充满或扁平。
5. 勿在有毒气体环境中使用。
6. 简易人工呼吸器属抢救物品，应保证性能完好，完好率100%。

六、理论提问

1. 挤压呼吸球囊的频率是多少？

答：频率16～20次/分，注入空气500～1000ml。

七、评分标准

见表8－5－1。

表 8－5－1　简易人工呼吸器操作评分标准

<table>
<tr><th>项目</th><th colspan="2">技术操作要求</th><th>分值</th><th>扣分原因</th><th>实际得分</th></tr>
<tr><td rowspan="7">准备质量标准（20 分）</td><td rowspan="3">1. 评估</td><td>①了解简易人工呼吸器的使用目的、方法、注意事项，呼吸器的使用状况、完好性</td><td>4</td><td></td><td></td></tr>
<tr><td>②患者年龄、病情、意识状态、合作程度</td><td>3</td><td></td><td></td></tr>
<tr><td>③环境安全，无有毒气体</td><td>3</td><td></td><td></td></tr>
<tr><td colspan="2">2. 护士：着装整齐、仪表端庄、洗手、戴口罩</td><td>2</td><td></td><td></td></tr>
<tr><td colspan="2">3. 物品：简易呼吸器、氧气装置，放置合理、安全</td><td>3</td><td></td><td></td></tr>
<tr><td colspan="2">4. 环境：清洁、安全、空气流通</td><td>3</td><td></td><td></td></tr>
<tr><td colspan="2">5. 体位：仰卧位，去枕头后仰</td><td>2</td><td></td><td></td></tr>
<tr><td rowspan="16">操作流程质量标准（60 分）</td><td colspan="2">1. 听到抢救呼唤，携用物至患者床旁，呼唤姓名，判断呼吸</td><td>5</td><td></td><td></td></tr>
<tr><td colspan="2">2. 宽松衣裤，清理呼吸道</td><td>3</td><td></td><td></td></tr>
<tr><td colspan="2">3. 同时告知患者及家属操作的目的及注意事项</td><td>5</td><td></td><td></td></tr>
<tr><td colspan="2">4. 患者体位正确</td><td>5</td><td></td><td></td></tr>
<tr><td colspan="2">5. 检查连接简易人工呼吸器</td><td>5</td><td></td><td></td></tr>
<tr><td colspan="2">6. 紧扣面罩（CE 手法）</td><td>5</td><td></td><td></td></tr>
<tr><td colspan="2">7. 挤压、放松呼吸气囊</td><td>5</td><td></td><td></td></tr>
<tr><td colspan="2">8. 频率、节律规范</td><td>5</td><td></td><td></td></tr>
<tr><td colspan="2">9. 观察缺氧变化，安慰患者，与家属沟通</td><td>5</td><td></td><td></td></tr>
<tr><td colspan="2">10. 根据医嘱停用，取下简易人工呼吸器</td><td>3</td><td></td><td></td></tr>
<tr><td colspan="2">11. 擦净患者面部</td><td>2</td><td></td><td></td></tr>
<tr><td colspan="2">12. 整理衣裤及床单元</td><td>2</td><td></td><td></td></tr>
<tr><td colspan="2">13. 舒适体位</td><td>4</td><td></td><td></td></tr>
<tr><td colspan="2">14. 整理用物</td><td>2</td><td></td><td></td></tr>
<tr><td colspan="2">15. 洗手</td><td>2</td><td></td><td></td></tr>
<tr><td colspan="2">16. 记录</td><td>2</td><td></td><td></td></tr>
</table>

续表

项目	技术操作要求	分值	扣分原因	实际得分
终末质量标准（20分）	1. 患者体位正确，呼吸道通畅	5		
	2. 面罩紧扣口鼻，无漏气	5		
	3. 挤压呼吸囊节律、频率规范	5		
	4. 与患者及家属沟通良好	5		
合计		100		

第六节　鼻饲技术操作流程及评分标准

一、评估

1. 患者病情、心理、意识及配合程度。

2. 患者胃部有无不适、有无胃潴留、有无腹胀。

3. 评估胃管置入情况。

二、准备

1. 护士　着装整洁、洗手、戴口罩。

2. 物品

（1）输注前：治疗盘内盛：治疗巾、消毒弯盘一套（内放纱布一块、剪刀一把）、20ml 或 50ml 注射器一副、鼻饲输注器、鼻饲流质（38～40℃）、治疗碗内盛温开水适量、水温计、污物缸、胶布、鼻饲标识牌、听诊器，必要时备输液恒温器（注射器注入法另备治疗碗一个、20ml 或 50ml 注射器一副）。

（2）输注后：治疗盘内盛：治疗巾、纱布一块、20ml 注射器一副、治疗碗内盛温开水适量、水温计、手消液、污物缸、橡皮筋、别针。

（3）治疗车下层：锐器盒、医用垃圾桶、生活垃圾桶。

3. 环境 安静、安全、整洁、光线适宜。

4. 体位 半坐位或抬高床头30°。

三、方法

1. 处理医嘱并查对→洗手、戴口罩→根据医嘱准备鼻饲液→携用物至床旁→核对、解释→询问患者胃部有无不适，观察有无腹胀、胃潴留，检查留置胃管标识及胃管置入深度→根据病情协助患者取舒适体位（半坐位或抬高床头30°）→手消→铺治疗巾于患者颌下→开弯盘，将大弯盘置于颌下→备注射器置于小弯盘内→取下胃管末端橡皮筋和纱布→打开胃管末端盖子，连接注射器抽吸胃内容物，观察胃内容物颜色和量（无胃液吸出时打气听气过水声），确认胃管在胃内→一手反折胃管末端→另一手用注射器抽吸温开水20ml（38～40℃）注入胃管，冲管。

（1）注射器注入法：核对患者信息→一手反折胃管末端，另一手用注射器抽鼻饲液，缓慢注入，每次50～60ml，重复以上动作。

（2）输液器输入法：核对患者信息→挂鼻饲液→排气→挂标识牌→连接鼻饲输注器，固定→用纱布包裹连接处，妥善固定→根据医嘱调节滴数（或泵入速度）→再次核对→整理床单元→手消，记录→健康教育→回治疗室按规定处置用物→洗手。

2. 中途巡视：查对，询问有无不适→检查滴数（或泵入速度）→检查连接处固定情况→检查胃管固定情况。

3. 鼻饲液输注完，携治疗盘至患者床旁→核对、解释→关闭输注器→铺治疗巾于患者颌下→取下胃管连接处的纱布和胶布→取注射器抽温开水20ml（38～40℃），脉冲式手法冲洗胃管→

将胃管上提使胃管内温水全部流入胃内→将胃管末端塞子盖严，纱布包好，反折→妥善固定→再次核对→整理用物，整理床单元→手消，记录→健康教育→回治疗室按规定处置用物→洗手。

四、评估

1. 执行查对制度，操作方法规范，动作熟练、轻巧。

2. 注入鼻饲过程中观察病情。

3. 注食前确定鼻饲管在胃内，掌握灌注量及间隔时间。

4. 与患者沟通语言恰当、态度和蔼，患者和家属知晓告知内容。

五、注意事项

1. 每天检查胃管插入的深度，鼻饲前确认胃管在胃内，并检查患者有无胃潴留，胃内容物超过 150ml 时，应当通知医生减量或暂停鼻饲。

2. 输液器输入鼻饲液时，每瓶鼻饲液（500ml）输注时间约 6 ~ 8 小时，间接加温，以免蛋白凝固。滴注过程中经常巡视患者，如出现恶心、呕吐、腹胀、腹泻等症状，应及时查明原因，按需要调整速度、温度，反应严重者可暂停滴入。

3. 注射器注入鼻饲液时，每次鼻饲量不超过 200ml，间隔时间 > 2 小时。每次注入鼻饲液后，反折鼻饲管末端，避免灌入空气引起腹胀。操作中注意观察患者反应。

4. 鼻饲给药时应先研碎，溶解后注入，鼻饲前后均应用 20ml 温开水冲洗胃管，防止鼻饲液积存于管腔中变质，造成胃肠炎或堵塞导管。

5. 滴注前后都需用温开水或生理盐水冲净管腔，以防食物积滞管腔而腐败变质。

6. 对长期鼻饲的患者，应当定期更换胃管。

7. 患者鼻饲食物后需保持原位30分钟后才能更换体位。

六、理论提问

1. 鼻饲管插入的深度是多少？

答：鼻饲管插入的长度，即鼻尖至耳垂再至剑突，或前额发髻至剑突的距离（成人为45～55cm，婴幼儿为14～18cm）。

2. 确认胃管在胃内的方法有哪几种？

答：确认胃管在胃内有3种方法：①在胃管末端连接注射器抽吸出胃液；②置听诊器于患者胃部，快速经胃管向胃内注入空气，听到气过水声；③将胃管末端置于盛水的治疗碗中，无气泡逸出。

七、评分标准

见表8－6－1。

表8－6－1　鼻饲技术操作规程及评分标准

项目	技术操作要求		分值	扣分原因	实际得分
准备质量标准（20分）	1. 评估	①患者病情、心理、意识及配合程度	2		
		②患者胃部有无不适、有无胃潴留、有无腹胀	3		
		③评估胃管置入情况	2		
	2. 护士：着装整洁、洗手，戴口罩		3		
	3. 物品：齐全，放置合理		5		
	4. 环境：安静、安全、整洁、光线适宜		2		
	5. 体位：体位舒适，符合鼻饲要求		3		

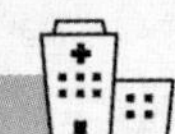

续表

项目	技术操作要求	分值	扣分原因	实际得分
操作流程质量标准（60分）	1. 核对医嘱，告知患者	4		
	2. 检查留置胃管标识，检查留置胃管置入深度	2		
	3. 手消	3		
	4. 铺治疗巾，弯盘放置合理	2		
	5. 备注射器	2		
	6. 取下鼻饲管末端橡皮筋和纱布	3		
	7. 抽吸胃内容物	3		
	8. 观察胃内容物颜色和量	6		
	9. 正确判断胃管位置	2		
	10. 注入温开水 20ml	2		
	11. 再次核对	5		
	12. 注食步骤正确，速度适宜	4		
	13. 操作中观察患者反应	4		
	14. 注食完毕冲管步骤正确	5		
	15. 将胃管上提使胃管内温水全部流入胃内	2		
	16. 正确处理管端，妥当固定	2		
	17. 再次核对	2		
	18. 妥善安置患者，整理床单元	2		
	19. 手消	3		
	20. 用物处理正确，记录并签全名	2		
终末质量标准（20分）	1. 执行查对制度，操作方法规范、熟练、轻巧	7		
	2. 注食前确定鼻饲管位置，掌握灌注量、间隔时间	5		
	3. 沟通有效恰当，态度和蔼	3		
	4. 理论提问	5		
合计		100		

第七节　动脉采血操作流程及评分标准

一、评估

1. 患者的病情、治疗情况、意识状态及肢体活动能力。
2. 对动脉血标本采集的认知和合作程度。
3. 穿刺部位的皮肤及血管状况。
4. 患者体温、吸氧状况或呼吸机参数的设置。
5. 了解患者有无血液性传染疾病。

二、准备

1. 护士　着装整齐，仪表端庄，洗手，戴口罩。

2. 物品　①治疗车上层：检验单及检验条码，护理记录单，治疗盘，棉签，安尔碘，污物缸，一次性动脉血气针（塑胶软塞），快速手消毒液，必要时备无菌手套（若使用普通注射器，需要备弯盘，注射器，肝素液，砂轮，橡胶塞）。②治疗车下层：生活垃圾桶，医用垃圾桶，锐器回收盒。

3. 环境　安静、安全、整洁、光线适宜（必要时用屏风或围帘遮挡患者）。

4. 体位　取舒适的体位。

三、方法

处置医嘱，打印检验条形码标签，双人核对→携用物至床旁→核对，解释→ Allen 试验法评估动脉侧支循环→选择穿刺点（桡动脉，肱动脉，足背动脉，股动脉）→评估穿刺部位皮肤→手消。

1. 动脉血气针采血　取出并检查动脉血气针→（选择使用方法：a. 预设置方法 b. 抽吸式方法）→将针头保护帽插入塑胶软塞中空部分→消毒穿刺部位皮肤 >5cm→再次消毒穿刺部位皮肤→螺旋形消毒术者左手食指和中指，消毒范围至第二指节（血液传染病患者戴手套）→再次核对患者→确定动脉走向后在动脉搏动最明显处固定动脉于两指间→右手持注射器垂直或与动脉呈 45°～90°角迅速刺入→见有鲜红色回血，固定血气针，取血标本至所需量→拔针，按压穿刺点（垂直加压按压 5～10 分钟）→立即将针头插入保护帽内→针尖朝下轻压活塞杆以排除针筒内残余空气→逆时针方向旋转分离针筒与针头→迅速套上鲁尔封堵帽，针筒在 2 个手掌间轻轻搓动 20～30 秒→再次核对，贴检验条形码标签→评估（穿刺点周围有无渗血及皮下血肿）→协助患者取舒适卧位，交代注意事项→整理床单元→手消→记录→处理用物→标本连同检验单立即送检。

2. 动脉血气针使用方法

（1）预设置方法：将活塞杆推到针筒底端，再将活塞杆设置到所需的血样量位置常规消毒，穿刺成功后，血液会自动流入针筒。

（2）抽吸式方法：将活塞杆推到针筒底端，常规消毒，穿刺成功后，抽吸活塞杆直到所需的血样量位置。

（3）Allen 试验法：术者用双手同时按压桡动脉和尺动脉→嘱患者反复用力握拳和张开手指 5～7 次至手掌变白→松开尺动脉，继续保持压迫桡动脉，观察手掌颜色变化（手掌颜色 10 秒之内恢复红润，表明动脉侧支循环良好）。

3. 普通注射器采血　取出注射器抽吸肝素液 0.5ml 湿润管壁，弃余液→消毒穿刺部位皮肤 >5cm→消毒术者左手食指和中指（血液传染病患者戴手套）→再次核对→确定动脉走向后，在动脉搏动最明显处固定动脉于两指间→右手持注射器垂直或与动脉呈40°角迅速刺入→见有鲜红色回血，固定注射器→回抽血液至所需量→拔针，按压穿刺点（垂直加压按压5～10分钟）→针尖朝上排尽注射器内空气，针头斜面刺入软木塞或橡皮塞→将针筒在2个手掌间轻轻搓动20～30秒→再次核对，贴检验条形码标签→评估（穿刺点周围有无渗血及皮下血肿）→协助患者取舒适卧位，交代注意事项→整理床单元→手消→记录→处理用物→标本连同检验单立即送检。

四、评价

1. 患者及家属能够知晓护士告知的事项。
2. 准确执行无菌技术操作和查对制度。
3. 采集血液为动脉血，采集方法、送检时间符合要求。
4. 操作规范、熟练、轻巧。
5. 护患沟通良好，积极配合。

五、注意事项

1. 严格执行查对制度和无菌操作原则。

2. 桡动脉穿刺点为前臂掌侧腕关节上2cm动脉搏动明显处，40°角进针；股动脉穿刺点在腹股沟股动脉搏动明显处，垂直进针，穿刺时，患者取仰卧位，下肢伸直略外展外旋，以充分暴露穿刺部位。新生儿宜选择桡动脉穿刺，因股动脉穿刺垂直进针时易伤及髋关节。

3. 拔针后局部用无菌棉签按压时间5～10分钟，以免出血或形成血肿。

4. 血气分析标本必须与空气隔绝，立即送检。

5. 有出血倾向者慎用动脉穿刺法采集动脉血标本。

六、理论提问

1. 动脉血标本采集的目的是什么?

答：采集动脉血标本，做血液气体分析。

2. 动脉血标本采集的部位有哪些?

答：桡动脉，肱动脉，股动脉，足背动脉。

3. 动脉采血拔针后局部按压时间多长?

答：应加压止血 5~10 分钟避免出血或形成血肿。

4. 影响动脉采血结果的因素有哪些?

答：吸氧状况下、存放时间长、标本内含有气泡、正在输入脂肪乳、标本内肝素液过多。饮热水、洗澡、运动需休息 30 分钟后再采血。

5. 新生儿动脉采血应避免选择什么动脉进行穿刺?

答：应避免股动脉，因股动脉穿刺垂直进针时易伤及髋关节。

6. 动脉穿刺抽血法操作并发症有哪些?

答：感染；皮下血肿；筋膜间隔综合征及桡神经损伤。

七、评分标准

见表 8-7-1。

表8－7－1　动脉采血操作评分标准

项目	技术操作要求		分值	扣分原因	实际得分
准备质量标准（20分）	1. 评估	①病情、治疗情况、意识状况、肢体活动能力	2		
		②对动脉血标本采集的认知和合作程度	2		
		③穿刺部位的皮肤及动脉搏动情况	4		
		④患者体温、吸氧状况或呼吸机参数的设置	2		
		⑤患者有无血液性传染病	2		
	2. 护士：衣帽整洁，洗手、戴口罩		2		
	3. 物品：准备齐全、放置合理		2		
	4. 环境：清洁、安全、光线适宜		2		
	5. 体位：平卧位		2		
操作流程质量标准（60分）	1. 核对床号、姓名、检验项目		5		
	2. 向患者解释采血目的、方法、配合要点		3		
	3. 安置合适体位，暴露穿刺部位		3		
	4. 消毒皮肤方法准确		3		
	5. 检查血气针（注射器取肝素液方法正确）		3		
	6. 消毒术者左手示指和中指或戴手		3		
	7. 再次核对		5		
	8. 动脉搏动最明显处固定动脉于两指间		5		
	9. 垂直或与动脉呈40°角穿刺		3		
	10. 采集方法正确		3		
	11. 按压方法正确		3		
	12. 标本与空气隔绝方法正确		5		
	13. 正确处埋血标本		3		

续表

项目	技术操作要求	分值	扣分原因	实际得分
	14. 再次核对	3		
	15. 协助患者取舒适卧位	2		
	16. 标本及时送检	2		
	17. 物品用后处理正确	3		
	18. 洗手，记录	3		
终末质量标准(20 分)	1. 准确执行无菌技术操作和查对制度	4		
	2. 操作规范、熟练，有计划性、条理性	4		
	3. 采集血液为动脉血	5		
	4. 与患者沟通有效，患者感到安全，能配合操作	2		
	5. 理论回答正确	5		
合计		100		

第八节　心电监护仪操作流程及评分标准

一、评估

1. 评估操作环境、光照情况及有无电磁波干扰。
2. 患者病情、意识状态、合作程度。
3. 患者指端皮肤及胸腹部皮肤情况、肢体活动情况。

二、准备

1. 护士　衣帽整洁，洗手。

2. 物品　性能良好的心电监护仪一台，电极片数个，快速手消，污物缸，75%乙醇纱布，监护记录单等（必要时备备皮刀，滑石粉，插线板）。

3. 环境　能保护患者隐私，无电磁波干扰，光照好。

4. 患者准备　取平卧位或半坐卧位，注意保暖。

三、方法

携用物至床旁→查对→解释操作目的、方法→连接监护仪电源，打开电源开关→检查心电监护仪性能及导线连接是否正常→将电极片与监护仪导线连接→清洁需粘贴处皮肤，保证电极片与皮肤接触良好→按监护仪标识粘贴电极片于正确位置（三电极：右锁骨中点下缘，左腋前线第4肋间，剑突下偏右；五电极，右上RA：胸骨右缘锁骨中线第1肋间，左上LA：胸骨左缘锁骨中线第1肋间，右下RL：右锁骨中线剑突水平处，左下LL：左锁骨中线剑突水平处，胸导V：胸骨左缘第4肋间）→将血压计袖带捆绑于上臂正确位置→清洁对侧指端皮肤及指甲，保证指套与皮肤表面接触良好→将氧饱和度指夹夹于对侧手指→选择导联设置相应合理的报警界限→遵医嘱设置测血压间隔时间，测第一次血压→整理好导联线置于适当位置→手消→遵医嘱记录监护参数。

停心电监护时：洗手→携用物至床旁→查对→向患者解释说明，取得合作→关机→断开电源→取下电极片→清洁局部皮肤→协助患者穿衣→整理床单元及用物→手消→遵医嘱记录停止时间及参数。

四、评价

1. 操作熟练，符合流程。
2. 与患者沟通自然，语言通俗易懂。
3. 交代注意事项。

五、注意事项

1. 清洁患者皮肤及测量血氧饱和度的手指指甲，保证电极和指套与皮肤表面接触良好。

2. 按照要求将电极片贴于患者胸部正确位置，避开伤口，必要时避开电除颤部位。

3. 选择波形清晰、无干扰的导联观察，正确设置报警参数。

4. 注意指导患者及家属不能自行移动或摘除电极片和传感器，避免在监护仪旁边使用手机，以免干扰监测波形；指导患者在电极片局部皮肤出现红疹、痒、痛感时及时通知医务人员处理。

5. 观察记录监测情况，定期观察局部皮肤，定期更换电极片及电极片位置以及血氧饱和度指套位置，如有问题及时处理。

6. 对于躁动患者应进行适当约束，固定好电极和导线（避免导线打折或缠绕）。

7. 血压计袖带位置准确、松紧适宜，测量位置应与右心房在同一水平。

8. 当患者出现休克、体温过低、使用血管活性药物及贫血等情况时，或周围环境光照太强、电磁波干扰、涂指甲油等均可影响血氧饱和度监测结果。

9. 在操作过程中，注意为患者保暖。

六、理论提问

1. 使用心电监护仪的注意事项是什么？

答：①心电监护仪应与其他电器保持一定的距离，避免或减少干扰因素；②电极片长期使用易脱落，影响准确性及监测质量，应3～4天更换一次，注意局部皮肤的清洁与消毒；③应向患者做好解释工作。

2. 交代患者的注意事项有哪些？

答：①患者更换体位时，妥善保护导联线，不要拉扯；②嘱患者不要擅自调节监护仪，以免造成仪器损坏；③如果使用遥测心电监护仪，嘱患者不要离开病区。

七、评分标准

见表8－8－1。

表8－8－1　心电监护仪操作评分标准

项目	技术操作要求	分值	扣分原因	实际得分
准备质量标准（20分）	1. 评估：环境无电磁波干扰，患者病情、意识状态、合作程度、指端皮肤及胸腹部皮肤情况、肢体活动情况	5		
	2. 护士：衣帽整洁，洗手	4		
	3. 物品：心电监护仪一台、电极片数个、快速手消液、污物缸、75%乙醇纱布、监护记录单等	6		
	4. 环境：能保护患者隐私，无电磁波干扰，光照好	5		

续表

项目	技术操作要求	分值	扣分原因	实际得分
操作流程质量标准（60分）	1. 查对，解释操作目的、方法	5		
	2. 检查心电监护仪性能及导线连接是否正常	5		
	3. 将电极片与监护仪导线连接	4		
	4. 粘贴电极片于正确位置（清洁粘贴处皮肤，保证电极片与皮肤接触良好）	8		
	5. 将血压计袖带捆绑于上臂正确位置	6		
	6. 将氧饱和度指夹夹于对侧手指	5		
	7. 选择导联设置相应合理的报警界限	6		
	8. 遵医嘱设置测血压间隔时间，测第一次血压	6		
	9. 整理好导联线置于适当位置	5		
	10. 向患者交代注意事项	5		
	11. 消毒双手记录	5		
终末质量标准（20分）	1. 操作熟练，符合流程	7		
	2. 交代注意事项清楚	6		
	3. 与患者沟通语言通俗易懂	7		
合计		100		

第九节　急救团队操作流程及评分标准

一、目的

1. 提升护理人员的急救意识，提高抢救成功率。

2. 提升护理人员在紧急情况下的应急反应、组织协调及团队配合能力。

3. 强化护理人员风险防范意识，确保紧急情况下的有效沟通。

二、注意事项

1. 参与抢救人员沉着冷静、组织有序，成员分工合理，配合默契。

2. 人员站位合理

（1）头位：负责吸氧、吸痰、呼吸气囊、病情观察及现场的指挥工作。

（2）胸位：负责胸外按压、除颤、心电监护等。

（3）腰位：通道管理、输液、导尿、采血等。

（4）脚位：记录、管理、补充和传递抢救物品。

3. 注意保护患者隐私，清理现场无关人员。

4. 严格遵守核心制度（抢救制度、医嘱查对制度、消毒隔离制度等），规范执行口头医嘱，抢救所用的安瓿妥善保管，抢救结束后双人核对记录后方可丢弃。

5. 护理人员操作熟练，动作敏捷、规范、节力。

6. 准确记录抢救过程，时间精确到分，注意医护一致性。

7. 保证医护、护护及护患之间的有效沟通，做好家属的安抚工作。

8. 抢救中、抢救后严密观察患者病情变化，做好床头交接班。

9. 急救物品、药品均处于良好备用状态，做到“五定一及时”（定品种数量、定点放置、定人管理、定时检查、定期消毒灭菌，及时维修补充）。

三、评分标准

见表8－9－1。

表8－9－1　急救团队操作程序和评分标准

环节	操作流程及要求	分值	扣分及原因	得分
准备质量标准（5分）	1. 环境准备：环境安全、整洁、宽敞，物品摆放规范	2		
	2. 用物准备：物品齐全、在有效期内、性能完好	2		
	3. 护士准备：着装整洁、规范	1		
操作流程质量标准（70分）	1. 判断评估	10		
	①确认环境安全			
	②判断患者意识：轻拍双肩，高声呼叫患者，确认患者意识丧失			
	③摆放复苏体位，去枕平卧，松解衣物			
	④同步评估呼吸与脉搏，判断患者呼吸：观察胸廓有无起伏			
	⑤同时触摸近侧颈动脉搏动：以食指和中指指尖轻触气管正中旁开两指处，合计5～10秒			

续表

环节	操作流程及要求	分值	扣分及原因	得分
操作流程质量标准（70分）	⑥确认患者大动脉搏动消失，自主呼吸消失（或呼吸微弱/叹息样呼吸）			
	⑦立即呼救，寻求帮助（需指定人员）			
	⑧记录抢救开始时间			
	2. 胸外按压	15		
	①评估是否坚硬平面，酌情垫硬板			
	②操作者位于患者一侧，双脚自然分开，与肩同宽			
	③按压部位：胸骨正中与两乳头连接交叉点			
	④按压手法：双手掌根重叠，十指相扣，手指翘起离开胸壁，上半身前倾；两臂伸直，垂直向下用力，每次按压后掌根不离开定位点位不倚靠胸壁，保证胸廓充分回弹			
	⑤按压深度：5～6cm			
	⑥按压频率：100～120次/分			
	⑦按压30次，同时观察患者面色			
	⑧按压与通气：按30∶2比例进行			
	⑨5个循环后再次评估			
	3. 心电监护	15		
	①评估环境			
	②评估患者			
	③检查监护仪性能，导线连接完好			
	④粘贴电极片			
	⑤连接指脉氧夹			

续表

环节	操作流程及要求	分值	扣分及原因	得分
	⑥绑血压袖带，位置正确（肱动脉搏动最明显处、肘窝上2横指），松紧度适宜（1指）			
	⑦调节参数（心率、呼吸、血压、SpO_2）			
	⑧测量第一次血压			
	⑨记录（心率、呼吸、血压、SpO_2）			
	4. 人工通气+吸氧			
	①开放气道，清理呼吸道，连接简易呼吸球囊			
	②连接球囊与氧气			
	③调节氧气流量8~10L/min			
	④EC手法固定氧气面罩，使患者口鼻密闭，通气时间大于1秒			
操作流程质量标准（70分）	⑤2次有效呼吸，观察胸廓起伏	15		
	⑥持续5个循环，再次评估，若抢救成功后给予鼻氧管吸氧，吸氧无间断			
	⑦评估鼻腔，清洁鼻腔			
	⑧连接鼻氧管，调节氧流量3L/min			
	⑨正确检查鼻氧管通畅			
	⑩妥善固定鼻氧管			
	5. 建立通路（静脉输液+静脉给药）			
	①核对医嘱，携用物至床旁，排气			
	②选择穿刺血管合理	15		
	③扎压脉带符合要求，消毒皮肤符合要求（直径>5cm）			

续表

环节	操作流程及要求	分值	扣分及原因	得分
操作流程质量标准（70分）	④消毒皮肤待干，准备敷贴、胶布，再次排气	15		
	⑤再次核对进针，见回血“三松”，妥善固定			
	⑥根据医嘱调节滴数，再次核查			
	⑦遵医嘱静脉推注肾上腺素 1mg			
	⑧正确执行口头医嘱			
	⑨记录时间及用药情况			
终末质量标准（25分）	1. 安置患者：患者隐私保护，体位合适	2		
	2. 用物处置与环境整理：医疗废物处理规范，整理环境	2		
	3. 洗手，记录抢救病历	1		
	4. 反应迅速，组织有序，分工合理，配合默契	4		
	5. 操作熟练，动作敏捷、规范、节力	4		
	6. 人员站位合理、物品摆放合理	4		
	7. 遵守核心制度（抢救，查对、执行医嘱，消毒隔离等）	4		
	8. 全程观察病情变化、沟通良好，关爱患者，体现人文关怀	2		
	9. 处置合理、符合临床实际	2		
合计		100		

第十节　心脏电除颤操作流程及评分标准

一、评估

1. 患者心电图波形及操作环境。

2. 患者病情、意识、合作程度。

3. 电除颤部位皮肤情况，是否装有心脏起搏器及是否有金属挂件，心电监护患者电极片是否避开除颤部位。

二、准备

1. 护士　按要求着装。

2. 物品　性能良好的心电除颤仪、有效期内的导电膏、有效期内的快速手消液、卫生纸、盐水纱布数块（备用）、医用垃圾桶、护理记录单。

3. 环境　安静、安全，无关人员回避。

4. 体位　去枕平卧位，暴露胸部，左上肢外展。

三、方法

携用物至床旁→核对，评估环境→确定心电示波为室颤→连接电源，打开开关→患者取去枕平卧位→评估患者胸前皮肤情况及除颤部位情况→将患者左臂外展，迅速观察除颤仪各导线连接是否正常→取下电极板，均匀涂抹导电膏→选择非同步直流电除颤→选择能量（单相波 360J，双相波 200J）→将电极板置于标准位置［常规位置：STERNUM（左手）电极板上缘置于胸骨右缘第 2 肋间，APEX（右手）电极板上缘置于左侧腋中线与第 5 肋间交界处］→将电极板上的导电膏涂抹在除颤部位→再次评估心电图仍为室颤→按充电按钮，迅速充电至所需能量→确认充电能量→请所有人员（包括操作者）离开患者及床旁→两手同时放电（放电前大声呼叫“1、2、3，放电”电极板紧贴皮肤并加压）→观察监护仪上患者的心律是否恢复正常，判断除颤成功，患者意识恢复（如不成功立即行心肺复苏5个循环后再进行除颤）→撤离电极板，关闭除颤仪→用卫生纸擦拭患者除颤部位的导电膏并观察患者皮肤有无红肿、灼伤→整理患者衣物及床单元，为患者取舒适体位→用卫生纸擦拭电极板上的导电膏归位→手消→观察患者心律、脉搏、呼吸、血压、意识→记录→遵医嘱进行后续治疗→推除颤仪回治疗室→整理用物→除颤仪消毒晾干后充电备用→洗手。

四、评价

1. 选择除颤方式正确。
2. 患者体位摆放正确。
3. 除颤能量选择正确。
4. 电极板位置放置正确。
5. 除颤后患者皮肤无损伤。
6. 除颤后能及时观察患者的生命体征。
7. 整理用物，能做到除颤仪充电备用。

五、注意事项

1. 确认患者的心律为室颤。
2. 切忌两个电极板相互涂擦导电膏。
3. 电极板位置放置正确，左右手切勿拿反。
4. 除颤时电极板紧贴皮肤。
5. 消瘦且肋间隙明显凹陷而致电极与皮肤接触不良者宜用多层盐水纱布，改善皮肤与电极的接触。
6. 两个电极板之间要保持干燥，避免短路。

7. 保持电极板把手干燥。

8. 如安装永久起搏器的患者，需避开起搏器。

9. 放电前嘱所有人离开病床及患者。

六、理论提问

1. 电极板放置的位置?

答：常规位置：STERNUM（左手）电极板上缘置于胸骨右缘第2肋间，APEX（右手）电极板上缘置于左侧腋中线与第5肋间交界处。

2. 除颤的能量如何选择?

答：成人除颤：非同步直流单相波360J，双相波150～200J；同步直流单相波200J，双相波120～200J；1～8岁儿童除颤首次2J/kg；第二次及后续4J/kg。

七、评分标准

见表8－10－1。

表8－10－1　电除颤操作及评分标准

项目	技术操作要求	分值	扣分及原因	得分
准备质量标准（20分）	1. 评估：患者的病情意识、合作程度；患者心电图波形；电除颤部位皮肤情况，是否装有心脏起搏器及是否有金属挂件，电极片位置	9		
	2. 护士：仪表端庄，衣装整齐	2		
	3. 物品：物品齐全，放置合理	4		
	4. 环境：安静、安全，无关人员回避	2		
	5. 体位：去枕平卧位，左上肢外展，暴露胸部	3		

续表

项目	技术操作要求	分值	扣分及原因	得分
操作流程质量标准（60分）	1. 携用物至床旁，核对，评估环境	3		
	2. 确定心电图波形，连接电源，开机	2		
	3. 评估患者皮肤情况	5		
	4. 去枕平卧位，左上肢外展，暴露胸部	3		
	5. 观察各导线连接情况	2		
	6. 取下电极板，涂抹导电膏	2		
	7. 根据病情选择除颤方式（非同步直流电除颤）	3		
	8. 选择除颤能量（单相波360J，双相波200J）	3		
	9. 正确放置电极板位置，将导电膏涂抹在除颤部位	5		
	10. 再次评估心电图波形	3		
	11. 按充电按钮，迅速充电至所需能量，确认充电能量	5		
	12. 提醒所有人包括操作者离开病床及患者	3		
	13. 电极板与皮肤紧密接触并加压，两手同时放电	3		
	14. 观察心电图、患者意识，判断除颤是否成功	3		
	15. 撤离电极板，关闭除颤仪	2		
	16. 擦拭患者除颤部位的导电膏并观察皮肤情况，整理患者衣物及床单元，为患者取舒适体位	5		
	17. 擦拭电极板上的导电膏，归位	2		
	18. 观察患者生命体征并记录	3		
	19. 正确处理用物，洗手	3		

续表

项目	技术操作要求	分值	扣分及原因	得分
终末质量标准（20分）	准确判断患者发生心律失常（室颤）	4		
	操作方法正确、熟练、轻柔，除颤方式选择正确	4		
	电极板位置放置准确，与患者皮肤密切接触	3		
	选择能量正确	3		
	准确判断除颤成功	3		
	放电前嘱所有人离开病床及患者	3		
合计		100		

第十一节　静脉输液泵/注射泵操作流程及评分标准

一、评估

1. 患者病情，心理状态，自理、合作程度及过敏史（包括药物和消毒剂）。

2. 穿刺部位皮肤及静脉情况。

3. 输注药物的性质及对血管的影响程度。

二、准备

1. 护士　仪表端庄，着装整齐，洗手，戴口罩。

2. 物品　输液泵/注射泵、治疗盘、输液器、注射器（一次性20ml或50ml）、延长管、输液药物（已配制）、安尔碘、棉签、输液标签、敷贴、止血带、手消液、锐器盒、污物缸、输液记录单、笔、表，必要时备三通管。

3. 环境　安静、整洁、光线适宜，适合操作。

4. 体位　排尿后取舒适体位。

三、方法

处置医嘱→将输液泵/注射泵拿到床旁，核对，向患者解释，请患者排便。

1. 治疗室

（1）输液泵：备齐用物→查对→粘贴输液标签→查药物、注射器质量无误后按无菌操作原则加药并混匀→再次查对→检查输液器质量、插入输液器。

（2）注射泵：注射器抽液加药剂量准确→正确连接注射器与注射泵泵管→排尽空气→注明药液的名称及药物浓度，按需要备一个抽好稀释液带头皮针的注射器。

2. 病房输液　携用物至床旁→将输液泵/注射泵安装在输液架上（输液泵/注射泵因厂家、型号不同而使用方法不同）→连接电源→检查输液泵/注射泵→向患者解释目的和方法→查对→①输液泵［挂输液瓶→排气成功→选择血管→扎止血带→消毒皮肤→准备敷贴→嘱患者握拳→再次查对并检查有无气泡→左手绷紧皮肤→右手以15°～30°自静脉上方或侧方刺入皮下，再沿静脉走向滑行刺入静脉→见回血，再顺静脉进针少许→松止血带、松拳、松输液夹，敷贴固定→将输液管放置在输液泵的管道槽中→关闭泵门→设定输液参数（滴数/分钟或毫升数/小时或输液时间）和预输量→按“开始/停止”键，启动输液］②注射泵［使用特殊药液前需稀释液开通静脉再连接泵延长管→设定泵速（每小时泵入液量）和需泵入量→按“开始/停止”键，启动注射］→洗手→填写护理记录单（记录内容：输入时间、药物、速度、剂量等）→向患者交代注意事项→整理用物→回治疗室。

3. 停止输液　携用物至床旁→向患者解释输注结束→关闭“开始/停止”键→停止输液输注（拔针）→取出输液管/注射泵管→整理用物→洗手→记录输液/输注有无异常、结束时间等。

四、评价

1. 准确执行查对制度和无菌操作规程。

2. 操作规范，一次性穿刺成功。

3. 与患者沟通语言恰当、态度和蔼，告知输液泵/注射泵相关注意事项。

五、注意事项

1. 护士应了解输液泵的工作原理，熟练掌握其使用方法。

2. 在使用输液泵控制输液的过程中，护士应加强巡视。如输液泵出现报警，应给予及时处理。①阻塞报警：先按暂停键停止输液，排除报警原因（调节器未开、输液管折叠、漏针等），再重新启动输液。②气泡报警：先按暂停键停止输液，排除报警原因（输液管内有气泡、空瓶、输液管未正确安装到气泡感应器部位），再重新启动输液。③超时报警：先按静音键消除报警，再按启动键开始输液。④开机时出现错误：先按静音键消除报警，再按正确方法重新安装输液管。⑤点滴异常报警：先按消音键消除报警，再安装点滴调节夹（使用点滴模式，必须安装点滴感应夹）。

3. 对患者进行正确的指导：

（1）告知患者，当护士不在场的情况下，一旦输液泵出现报警，应及时打信号灯求助护士，以便及时处理问题。

（2）患者、家属不要随意搬动输液泵，防止输源泵电源线因牵拉而脱落，不要随意调节输液泵。

（3）患者输液肢体不要剧烈活动，防止输液管道被牵拉脱出。

（4）告知患者，输液泵内有蓄电池，患者如需入厕，可以打信号灯请护士帮忙暂时拔掉电源线，返回后再重新插好。

六、理论提问

1. 使用输液泵/注射泵的目的是什么?

答：准确控制输液速度，使药物速度均匀、用量准确、安全地进入患者体内发生作用。

2. 护士应注意什么?

答：（1）正确设定输液速度及其他必需参数，防止设定错误延误治疗。

（2）护士随时查看输液泵/注射泵的工作状态，及时排除报警、故障，防止液体输入失控。

（3）注意观察穿刺部位皮肤情况，防止发生液体外渗，出现外渗及时给予相应处理。

（4）严密观察液体输注情况，防止空气栓塞的发生。

3. 护士告知患者的内容有哪些?

答：（1）告知患者使用输液泵的目的、输入药物的名称、输液速度。

（2）告知患者输液肢体不要进行剧烈活动。

（3）告知患者及家属不要随意搬动或调节输液泵，以保证用药安全。

（4）告知患者有不适感觉或者机器报警时及时通知医护人员。

七、评分标准

见表 8－11－1。

表8-11-1 静脉输液泵/输注泵操作评分标准

项目	技术操作要求		分值	扣分原因	实际得分
准备质量标准（20分）	1. 评估	①患者的病情、心理状态及自理、合作程度，环境清洁、舒适、安全	4		
		②穿刺部位皮肤及静脉情况	3		
		③需注入药物的性质及对血管的影响程度	3		
	2. 护士：仪表端庄、服装整洁、洗手、戴口罩符合要求		5		
	3. 准备：备齐用物，放置合理		2		
	4. 体位：排尿后取舒适体位		3		
操作流程质量标准（60分）	1. 核对医嘱、输液卡（“三查八对一注意”）		5		
	2. 输液泵（配液参考密闭式静脉输液）		15		
	3. 注射泵（注射器抽液、加药剂量准确，正确连接注射器与注射泵泵管、排尽空气，注明药液的名称及药物浓度）		5		
	4. 核对并向患者解释		5		
	5. 安全准确地放置输液泵/注射泵，连接电源、打开泵开关，按输液法连接液体与泵管，排净空气后，正确安置输液泵管于输液泵上，并与常规输液器连接		5		
	6. 将配好药液、连接好泵管的注射器正确安置于注射泵上，并与常规输液器连接		5		
	7. 按照医嘱正确设定滴速/泵速、输液量等需要设置的参数		5		

续表

项目	技术操作要求	分值	扣分原因	实际得分
操作流程质量标准（60分）	8. 再次核对	3		
	9. 向患者交代注意事项	5		
	10. 协助患者舒适卧位，整理床单元	2		
	11. 用物处置符合规范，洗手，记录，签全名	5		
终末质量标准（20分）	1. 操作方法正确、熟练、轻巧	4		
	2. 设置滴速/泵速等参数正确、符合医嘱	4		
	3. 与患者沟通语言恰当、态度和蔼，告知操作的目的和注意事项	4		
	4. 了解用药目的、不良反应及配伍禁忌	4		
	5. 执行查对制度及无菌操作规程	4		
合计		100		

第十二节 动态血糖监测技术操作流程及评分标准

一、评估

1. 患者的病情、治疗情况、配合情况。

2. 对动态血糖监测仪的认知程度。

3. 安装部位皮肤的情况：是否有红肿、疤痕、炎症、硬结等。

二、准备

1. 护士 着装整齐，仪表端庄，洗手，戴口罩。

2. 物品　①治疗车上层：提前30分钟从冰箱取出的传感器，治疗盘内放置75%酒精、棉签、3M敷贴、动态血糖检测仪1套、助针器、电池、传导电缆。②治疗车下层：生活垃圾桶，医用垃圾桶，锐器回收盒。

3. 环境　安静、安全、整洁、光线适宜（必要时用屏风或围帘遮挡患者）。

4. 体位　取舒适的体位。

三、方法

洗手，戴口罩→携用物至床旁→核对，向患者解释操作目的，取得同意→安上电池，开机，查看时间和血糖单位，消除上一患者血糖数据→协助患者取平卧位或半卧位，暴露腹部，选择穿刺部位→75%酒精消毒穿刺部位皮肤→手消→检查传感器包装和效期→再次手消→再次核对→用传感器助针器将传感器植入皮下→左手固定传感器，右手轻轻取下助针器→粘好敷贴→接上传导电缆和血糖记录器→固定动态血糖监测仪→交代注意事项→洗手→记录。

四、评价

1. 患者及家属能够知晓护士告知的注意事项。
2. 查对制度正确。
3. 操作规范、熟练、轻巧。
4. 护患沟通良好，积极配合。

五、注意事项

1. 严格执行查对制度。

2. 要求患者在动态血糖监测仪监测期间固定三餐进食时间、进餐量及运动量；避免拉扯、折叠电缆线路；保持穿刺部位干燥，避免各部件受潮。

3. 动态血糖监测仪使用期间不能进行 CT、X 线、MRI 等影像检查，以防干扰、故障或出现监测误差。

4. 发现异常报警时，应及时解除故障，保证仪器正常工作，确保监测数据的准确性和完整性。

六、理论提问

1. 动态血糖监测的目的是什么？

答：动态血糖监测仪是通过连续监测皮下组织液葡萄糖浓度，分析葡萄糖动态和统计特性，为患者提供血糖水平的信息。

2. 动态血糖检测仪安装的部位有哪些？

答：腹部、上臂。

七、评分标准

见表 8 –12 –1。

表 8 –12 –1　动态血糖监测操作评分标准

项目	技术操作要求		分值	扣分原因	实际得分
准备质量标准（20 分）	1. 评估	①患者的病情、治疗情况、配合情况	2		
		②对动态血糖监测仪的认知程度	2		
		③安装部位皮肤的情况：是否有红肿、疤痕、炎症、硬结等	4		
	2. 护士：衣帽整洁，洗手、戴口罩		2		
	3. 物品：准备齐全、放置合理		4		
	4. 环境：清洁、安全、光线适宜		3		
	5. 体位：平卧位或半卧位		3		

续表

项目	技术操作要求	分值	扣分原因	实际得分
操作流程质量标准（60分）	1. 核对床号、姓名	5		
	2. 向患者解释目的、方法、配合要点	3		
	3. 安置合适体位，暴露穿刺部位	4		
	4. 消毒皮肤方法准确	4		
	5. 检查传感器和效期	4		
	6. 手消	4		
	7. 再次核对	5		
	8. 使用助针器将传感器植入皮下方法正确	5		
	9. 粘好敷贴	4		
	10. 接上传导电缆和血糖记录仪	4		
	11. 固定动态血糖监测仪	3		
	12. 交代注意事项	4		
	13. 协助患者取舒适卧位	3		
	14. 洗手	3		
	15. 物品用后处理正确	2		
	16. 洗手，记录	3		
终末质量标准（20分）	1. 准确执行查对制度	5		
	2. 操作规范、熟练，动作轻柔	5		
	3. 与患者沟通有效，患者感到安全，能配合操作	5		
	4. 理论回答正确	5		
合计		100		

第十三节　静脉留置针输液技术操作流程及评分标准

一、评估

1. 静脉输液目的、药物作用。
2. 患者病情、身体状况、药物过敏史。
3. 心理状态及配合程度。
4. 穿刺部位皮肤、血管情况及肢体活动度。

二、准备

1. 护士　着装整洁、洗手、戴口罩。

2. 物品　①治疗车上层：治疗盘、污物缸、排液碗、安尔碘、肾上腺素1支、注射器5ml 2副、胶布、套管针（根据评估情况选用适宜型号）、透明贴膜、压脉带、棉签、输液器1副、根据医嘱备输液药物1瓶、0.9% NS、无菌弯盘、输液单、输液瓶贴、手消毒液。②治疗车下层：垃圾袋、锐器盒、装污染压脉带小桶（初次输液时用）。

3. 环境　清洁、安全，光线适宜，适合无菌操作。

4. 体位　体位适宜，注意保暖。

三、方法

1. 处置医嘱　正确处置医嘱→评估，解释→协助取舒适体位→洗手、戴口罩→核对输液瓶贴、输液单→检查液体→输液标签贴于液体瓶（袋）侧面→开启封口→检查输液器质量、有效期→插入液体瓶中，在输液瓶贴上签时间及责任者→再次核对。

2. 输液　携用物至床旁→核对床头卡（床号、姓名），解释，核对手腕带→挂输液瓶（袋）→排气→检查套管针质量、有效期→撕开外包装尾端→将头皮钢针针尖刺入肝素帽中，打开调节夹，松动白色帽端，当液体充满肝素帽后将头皮钢针完全刺入肝素帽中，拧紧白色帽端→与患者沟通，扎压脉带（穿刺点上方10cm处）→选择静脉→以穿刺点为中心环形消毒皮肤（直径大于8cm）→检查透明贴膜，撕开一端，放于治疗盘内→再次询问患者姓名，告知→再次排气→关闭调节夹→松动针芯→去除针套→嘱患者握拳→与皮肤呈15°~30°进针→见套管针尾部有回血后，降低穿刺角度再进针少许，撤出针芯约0.5cm，沿血管走向将针芯和套管一起送入血管中，撤出针芯，置于锐器盒内→三松（压脉带、调节器、拳）→敷贴固定（透明敷贴纸质边框内侧缘对齐浅静脉留置针尾部）→在小标签上注明穿刺日期、时间、操作者姓名，贴于静脉留置针尾部→固定针柄→U型固定留置针延长管（禁压穿刺血管，肝素帽高于导管上方，白色帽端靠近穿刺静脉）→取出压脉带放于污染容器内→再次核对手腕带→手消→调节滴数→记录→协助取舒适体位，整理床单元→交代注意事项→回治疗室，整理用物→洗手。

3. 巡视　查看床头卡→观察液体是否滴完→询问患者主诉→查看静脉留置针（穿刺局部有无渗液、红肿及疼痛等）→查看输液滴数（15秒）。

4. 封管　输液完毕→取无菌弯盘备用→检查0.9% NS溶液→检查5ml注射器→打开无菌弯盘，将注射器针帽放于无菌弯盘→抽取0.9% NS溶液3~5ml放于无菌盘内→携用物至床旁，核对（床头卡、手腕带）并解释，查看留置针→关闭调节夹及小夹子→松开胶布→分离输液器，将0.9% NS溶液注射器连接输液头皮针→脉冲式封管→推至余0.5~1ml时，关闭小夹子→边推药边拔针→胶布妥善固定→再次核对手腕带→整理床单元→交代留置针注意事项→手消→记录（输液结束时间）→回治疗室，整理用物→洗手（30秒）→脱口罩。

四、评价

1. 严格执行查对制度，按无菌技术操作原则。

2. 操作规范、熟练，穿刺一针见血，透明敷贴固定符合要求。

3. 输液滴数符合医嘱及病情需要。

4. 封管符合操作规程。

5. 与患者沟通并做相关健康教育，患者及家属知晓留置针的注意事项。

五、注意事项

1. 严格执行无菌操作及查对制度。

2. 选择血管应由远心到近心端，根据药物性质、量，选择合适的血管。

3. 不宜选择的穿刺部位：关节处，皮肤硬结处，已有输液渗漏、静脉炎以及发生血肿处，有静脉曲张影响血液循环的部位，手术同侧肢体及患侧肢体静脉，不可在同一部位反复进行穿刺。

4. 穿刺时，针尖斜面朝上，与皮肤呈15°～30°角；进针速度要慢，以免刺破静脉后壁，穿刺的同时要注意观察回血。

5. 掌握输液速度，一般成人为40～60滴/分钟，小儿为20～40滴/分钟，对严重脱水、休克患者可加快速度，对有心、肾疾患，老年、小儿患者输液速度要慢，遵医嘱调节滴数。

6. 对昏迷、小儿等不合作患者应选用易固定部位的静脉，并以夹板固定肢体。

7. 根据病情及治疗原则安排输液顺序，根据病情缓急及药物半衰期等合理分配用药，并注意配伍禁忌。

8. 注意观察输液反应，如有发冷、寒战、皮疹、胸闷等应立即减慢输液速度或停止输液，并查找原因。

9. 输液过程中应按时巡视，注意观察液体是否输入顺畅，针头有无脱出、阻塞、移位。当发现注射局部肿胀、漏液时，需及时处理或更换注射部位。

10. 24 小时连续输液时，需每日更换输液器。

11. 每日正确使用肝素正压封管，胶布固定套管针分叉处，应在穿刺点上方。

12. 更换透明贴膜后要记录更换时间。

13. 注意观察穿刺部位变化及患者主诉。每次输液前后，应检查留置针是否通畅，穿刺部位有无红肿等，发现异常及时拔除，妥善处理并记录。

六、理论提问

简述肝素液封管的浓度和剂量。

答：肝素液封管的浓度为 < 10U/ml 或不含防腐剂的 0.9% NS 溶液，封管液剂量为 3 ~ 5ml。

七、评分标准

见表 8 – 13 – 1。

表 8 – 13 – 1　静脉留置针输液技术操作评分标准

项目	技术操作要求		分值	扣分原因	实际得分
准备质量标准（20 分）	1. 评估	①静脉输液的目的、药物作用	3		
		②患者病情、身体状况、药物过敏史	3		
		③心理状态及配合程度	2		
		④穿刺部位皮肤、血管情况及肢体活动度	3		
	2. 护士：着装整齐，洗手、戴口罩		2		
	3. 物品：准备齐全、放置合理		3		
	4. 环境：清洁、安全、光线充足，符合无菌技术操作		2		
	5. 体位：取舒适体位，保暖		2		

续表

项目	技术操作要求		分值	扣分原因	实际得分
操作流程质量标准（60分）	输液	1. 处置医嘱（转抄、核对）	1		
		2. 核对床头卡及手腕带（床号、姓名）	1		
		3. 核对药物质量、“三查八对”、贴标签符合要求	2		
		4. 检查用物有效期	1		
		5. 检查输液器，插入液体，签名，“三查八对”	2		
		6. 核对患者床头卡、手腕带，询问姓名	1.5		
		7. 输液器排气符合要求	2		
		8. 检查套管针、连接套管针、排气符合要求	3.5		
		9. 与患者沟通，扎压脉带	1		
		10. 选择穿刺静脉	2		
		11. 皮肤消毒（直径大于8cm）	1		
		12. 检查有无气泡，询问姓名，再次核对	2		
		13. 留置针进针符合要求	4		
		14. 三松（压脉带、调节器、拳），贴透明敷贴规范	3		
		15. 注明留置时间、责任者	1		
		16. 套管针固定符合要求	2		
		17. 再次核对手腕带，取舒适体位	1		
		18. 调节滴数（15秒）	1		
		19. 交代注意事项	2.5		
		20. 手消，记录内容准确	1		
		21. 整理用物	1		
		22. 洗手	1		

续表

项目	技术操作要求		分值	扣分原因	实际得分
操作流程质量标准（60分）	巡视	1. 查看床尾卡	1		
		2. 查看液体、滴数、静脉留置针，询问患者	2		
		3. 记录内容准确	1		
	封管	1. 取无菌弯盘、封管液符合要求	3		
		2. 核对手腕带，解释，查看留置针	1		
		3. 分离输液器、针头符合要求	3		
		4. 手消	0.5		
		5. 封管符合要求	3		
		6. 再次核对手腕带，协助取舒适体位，整理床单元	2		
		7. 交代留置针注意事项	3		
		8. 手消，记录内容准确	1		
		9. 整理用物	1		
		10. 洗手	1		
终末质量标准（20分）	1. 严格执行查对制度、无菌技术操作		5		
	2. 操作熟练、规范，一针见血，退针一次扣0.5分，穿刺失败一次扣5分		10		
	3. 输液滴数符合病情要求		2		
	4. 与患者沟通交流、健康教育到位，患者及家属知晓注意事项		3		
合计			100		

第十四节　女性导尿术操作流程及评分标准

一、评估

1. 患者的年龄、意识状态、心理状态、自理能力、合作程度。

2. 患者的病情、膀胱充盈度、会阴部清洁度及会阴部皮肤黏膜情况。

3. 操作环境。

二、准备

1. 护士　按要求着装，卷袖过肘，洗手、戴口罩。

2. 物品　①车上层：无菌持物钳、一次性导尿包、一次性尿垫、一次性气囊尿管一根、清洁弯盘一个、导管标识、固定尿管胶布、别针、手消液。②车下层：量杯、便盆、医用垃圾桶、生活垃圾桶。必要时备屏风。

3. 环境　关门窗，必要时屏风遮挡。

4. 体位　取屈膝仰卧位，两腿略外展。

三、方法

携用物至床旁→查对→向患者解释导尿的目的、方法→站患者右侧→松开被尾，脱去对侧裤子盖在近侧腿上→将被子扇形折叠于患者对侧腿上→臀下垫一次性尿垫→打开导尿包→将一次性擦洗弯盘放在患者两腿之间→左手戴手套→会阴部清洁消毒（阴阜→对侧大阴唇外侧→近侧大阴唇外侧→对侧大阴唇→近侧大阴唇→对侧小阴唇→近侧小阴唇→阴蒂、尿道口→尿道口、肛门）→脱手套→整理用物移到治疗车下→手消。

1. 留置导尿　将导尿包放于患者两腿之间→打开导尿包→戴手套→铺洞巾→按使用顺序安置物品→润滑尿管前端→检查尿管→用注射器将 10 ~ 15ml 生理盐水注入导尿管的气囊中→气囊完好→将尿袋与尿管连接→撕开消毒棉球，放到一旁备用→分开小阴唇→碘伏棉球消毒［尿道口→对侧小阴唇→近侧小阴唇→尿道口（停留 30 秒）］→妥当放置污染物品→用另一把镊子将尿管缓缓插入尿道 4 ~ 6cm→见尿后再插入 5 ~ 7cm→用注射器将 10 ~ 15ml 生理盐水注入导尿管的气囊中→轻轻往外拉，如有阻力，说明已固定好→脱手套→整理用物→贴上尿管标识，标明置管日期、时间、责任者→高举平台法将尿管固定在大腿内侧→将尿袋挂于床边，低于膀胱高度→协助患者穿裤，整理床单元→洗手→记录留置尿管日期、时间、尿量、颜色、性状并签名。

携用物至床旁→查对→向患者解释导尿的目的、方法→站患者右侧→松开被尾，脱去对侧裤子盖在近侧腿上→将被子扇形折叠于患者对侧腿上→臀下垫一次性尿垫→将一次性弯盘放在患者两腿之间→左手戴手套→会阴部清洁消毒（阴阜→对侧大阴唇外侧→近侧大阴唇外侧→对侧大阴唇→近侧大阴唇→对侧小阴唇→近侧小阴唇→阴蒂、尿道口→阴道口、肛门）→脱手套→整理用物移到治疗车下→手消。

2. 非留置导尿　将导尿包放于患者两腿之间→打开导尿包→戴手套→铺洞巾→按使用顺序安置物品→检查尿管，润滑尿管前端→撕开消毒棉球备用→分开小阴唇→碘伏棉球消毒尿道口→对侧小阴唇→近侧小阴唇→尿道口（停留 30 秒）→妥当放置污染物→用另一把镊子将尿管缓缓插入尿道 4 ~ 6cm→见尿后再插入 1cm→尿液流入放液碗→必要时留取尿标本→拔管→碘伏棉球消毒尿道口→脱手套→整理用物，协助患者穿裤，整理床单元→洗手→记录导尿日期、时间、尿量、颜色、性状并签名。

四、评价

1. 严格执行查对制度和无菌技术操作规程。

2. 操作方法正确、熟练、轻柔。

3. 语言沟通恰当、态度和蔼，注意保护患者隐私。

4. 选择导尿管粗细适宜，插管受阻时，处置正确。

5. 留置尿管固定稳妥、通畅，定时更换尿管、尿袋。

五、注意事项

1. 严格执行无菌技术及消毒制度，防止医源性感染。导尿管一经污染或拔出均不得再使用。

2. 插入、拔出导尿管时，动作要轻、慢、稳，切勿用力过重，以免损伤尿道黏膜。

3. 对膀胱高度膨胀且又极度虚弱的患者，第一次导尿量不可超过1000ml，以防大量放尿导致腹腔内压突然降低，大量血液滞留于腹腔血管内，造成血压下降，产生虚脱；亦可因膀胱突然减压，导致膀胱黏膜急剧充血，形成血尿。

4. 防止尿管受压、扭曲、堵塞，防止逆行感染，起床活动时尿管末端须低于耻骨联合，定时开放尿管，训练膀胱功能。

5. 尿袋的更换时间以普通尿袋2次/周或3天一次较适宜，精密尿袋或抗反流尿袋1次/周，保持尿液引流系统的通畅和完整，不轻易打开导尿管与尿袋接口处，若采集尿标本并非用于普通细菌和真菌学检查，可从集尿袋采集。

6. 留置导尿管期间应动态评估导管评分表。

六、理论提问

1. 何谓导尿管留置法？

答：行导尿术后将导尿管保留在膀胱内引流出尿液，避免多次插管引起感染，称为导尿管留置法。

2. 患者膀胱极度膨胀时，为患者导尿不能超过多少毫升？为什么？

答：尿潴留者一次导尿不能超过1000ml。因为大量放尿可导致膀胱内压力突然降低，大量血液滞留于腹腔血管内引起血压突然下降，产生虚脱。另外，膀胱突然减压，可引起膀胱黏膜急剧充血发生血尿。

七、评分标准

见表8－14－1。

表8－14－1　女性导尿术操作评分标准

项目	技术操作要求		分值	扣分原因	实际得分
准备质量标准（20分）	1. 评估	①患者的病情、了解导尿的目的	5		
		②患者的心理状态、自理能力	5		
	2. 护士	①仪表端庄、服装整洁	1		
		②洗手、戴口罩符合要求	2		
	3. 物品：准备齐全、放置合理		3		
	4. 环境：安静、清洁、安全、是否隐蔽		2		
	5. 体位：体位正确、舒适，注意保暖		2		

续表

项目	技术操作要求	分值	扣分原因	实际得分
操作流程质量标准（60分）	1. 核对医嘱，执行查对制度	3		
	2. 向患者解释	3		
	3. 站患者右侧，松开被尾	2		
	4. 臀下铺巾	3		
	5. 清洁、擦洗会阴部方法正确	6		
	6. 打开导尿包不污染，放置正确	4		
	7. 使用无菌钳正确	3		
	8. 戴无菌手套方法正确	4		
	9. 铺洞巾，润滑导尿管	3		
	10. 按会阴消毒原则消毒，方法正确	6		
	11. 更换止血钳	2		
	12. 插管方法正确	6		
	13. 插管深度准确	3		
	14. 观察尿液性质及引流情况	3		
	15. 拔管方法正确并擦净外阴	3		
	16. 协助患者整理衣裤、床铺，取舒适卧位	3		
	17. 用物处理恰当，洗手，记录，签字	3		
终末质量标准（20分）	1. 操作方法正确，动作熟练，轻柔，执行查对制度	4		
	2. 语言沟通恰当，注意保护患者隐私	4		
	3. 选择导尿管粗细适宜	4		
	4. 插管受阻时，处置正确	4		
	5. 留置尿管固定牢固、通畅，定时更换尿管及尿袋	4		
合计		100		

第十五节　真空负压静脉采血技术操作流程及评分标准

一、评估

（一）普通采血

1. 患者的病情、治疗情况、意识状态、心理状况及过敏史。
2. 患者对血标本采集的了解、认知程度及合作程度。
3. 患者穿刺部位的皮肤、静脉血管及肢体活动情况。
4. 患者有无进食。
5. 需做的检查项目、采血量，是否需要特殊准备。
6. 患者有无血液传染病。

（二）血培养采集

1. 了解寒战或发热的高峰时间。
2. 了解抗生素使用情况。

二、准备

1. 护士　着装整齐，洗手，戴口罩。

2. 物品　①治疗车上层：治疗盘、止血带、输液贴，根据医嘱准备相应真空采血管，双向采血针、污物缸、棉签、安尔碘、手消液、记录单、笔、检验单、标本架（必要时备75%乙醇、瓶口贴、手套）。②治疗车下层：医疗垃圾桶、生活垃圾桶、锐器盒、止血带回收盒。

3. 环境　安静、安全、整洁、舒适、光线适宜。

4. 体位　取舒适卧位。

三、方法

处置医嘱→打印检验条形码→双人核对（定血型、交叉配血）→洗手、戴口罩→准备用物→携用物至床旁→评估、解释→核对→协助取舒适体位→选择合适的采血部位→在穿刺点上方10cm处扎紧止血带→手消。

1. 普通采血　消毒穿刺点皮肤→准备输液贴→核对负压真空管及检验条形码标签→再次消毒皮肤→检查双向采血针→核对患者→穿刺、固定→将双向采血针另一端插入负压真空管→松止血带→采血至需要量→更换负压真空试管→轻轻旋转摇动试管8~10次→采血毕→拔针→整理用物→再次核对→协助患者取舒适卧位→整理床单元→（特殊标本：手消，注明采血时间、体位，并记录）→处理用物→洗手→标本及时送检。

2. 血培养采集　打开血培养瓶瓶盖→消毒培养瓶橡皮塞→消毒穿刺点皮肤→准备输液贴→核对负压真空管及检验条形码标签→再次消毒皮肤→检查双向采血针→核对患者→穿刺、固定→将双向采血针另一端插入需养瓶→松止血带→采血至需要量→更换厌氧瓶→轻轻晃培养瓶8~10次→抽血毕→拔针→整理用物→再次核对→消毒瓶口→贴瓶口贴→检验单注明体温，培养瓶注明采血时间→协助患者取舒适卧位→整理床单元→手消→记录→处理用物→洗手→标本及时送检。

四、评价

1. 准确执行无菌技术操作和查对制度。
2. 操作规范、熟练、轻巧。
3. 与患者沟通有效，患者感到安全，配合操作。
4. 掌握选择与检验项目匹配的试管、采集方法和送检正确。
5. 护患沟通良好，积极配合。

五、注意事项

1. 严格执行查对制度和无菌操作制度。

2. 采集标本的方法、采血量和时间要准确。通常情况下采血时间以上午 7 ~9 时为宜。静脉血标本最好于起床后 1 小时内采集，生化检验应在清晨空腹时采血，事先通知患者抽血前勿进食以免影响检验结果。采集细菌培养标本尽可能在使用抗生素前或伤口局部治疗前、高热寒战期采集。住院患者静脉血标本原则上应于晨间起床前空腹采血。

3. 采血时，肘部采血不要拍打患者前臂，结扎止血带的时间以 1 分钟为宜，过长导致血液成分变化影响检验结果。

4. 采集全血标本时，需注意抗凝，血液注入容器后，立即轻轻旋转摇动试管 8 ~10 次，使血液和抗凝剂混匀，避免血液凝固，从而影响检查结果。抽血清标本必须用干燥注射器、针头和干燥试管，避免溶血。采集血培养标本时，应防污染，除严格执行无菌技术操作外，抽血前应检查培养基是否符合要求，瓶塞是否干燥，培养液不宜太少。血培养标本应注入无菌容器内，不可混入消毒剂、防腐剂及药物，以免影响检查结果。

5. 严禁在输液、输血的针头处抽取血标本，最好在对侧肢体采集；若女性患者做了乳腺切除术，应在对侧手臂采血。

6. 真空管采血时，不可先将真空采血管与采血针头相连，以免管内负压消失而影响采血。

7. 常规血培养应该包括至少一个需氧瓶和一个厌氧瓶，采集后首先注入需氧瓶，然后再注入厌氧瓶，有利于更好地分离出真菌、绿脓杆菌和嗜麦芽窄食单胞菌。

10. 采集血培养标本前：培养瓶于室温保存，切勿冷冻。如冷藏需恢复至室温使用。采集血培养标本后：尽快送微生物室，如无法及时送检，应置于室温，不能置于冰箱或温箱，以免影响检验结果。

六、理论提问

1. 在输液、输血的肢体是否能抽取血标本？

答：不能，会严重影响检验结果。

2. 如需同时抽取几个项目的标本时采血顺序是什么？

答：按血培养管、血清管（红色帽、黄色帽）、枸橼酸盐抗凝管（蓝色帽）或血沉管（黑色帽）、血浆管（绿色帽）、抗凝管（紫色帽）的顺序进行采集。

3. 止血带扎紧不超过多长时间？

答：不超过 1 分钟。

4. 采集血培养的所需量是多少？

答：采血装置和最小采血量：成人 10ml/瓶、婴幼儿 1 ~ 3ml/瓶。

5. 血培养的最佳采血时机是什么？

答：尽可能在抗菌药物使用前，寒战和发热初起。

6. 静脉采血的目的是什么？

答：（1）血标本测定血沉、血常规及血液中某些物质，如血糖、尿素氮、肌酐、尿酸、血氨的含量。

（2）血清标本测定肝功能、血清酶、脂类、电解质等。

（3）血培养标本培养检测血液中的病原菌。

7. 血培养需采集几套？

答：要求每次采集 2 ~ 3 套标本，每套应包括一个需氧培养瓶、一个厌氧培养瓶，一个静脉穿刺点只能采集一套血培养，采集第 2 套血培养应该选择第 2 个静脉穿刺点。

8. 血培养的适应证有哪些？

答：（1）发热（≥38℃）、体温过低（≤36℃）。

（2）白细胞增多（10.0×10^9/L，特别有“核左移”时）。

（3）寒战。

（4）皮肤、黏膜出血。

（5）昏迷。

（6）多器官功能衰竭。

（7）血压降低。

（8）C 反应蛋白升高及呼吸加快。

（9）血液病患者出现粒细胞减少，血小板减少等。

七、评分标准

见表 8－15－1。

表 8－15－1　真空负压静脉采血技术操作评分标准

项目	技术操作要求		分值	扣分原因	实际得分
准备质量标准（20 分）	1. 评估	①患者进餐情况、过敏史	2		
		②患者病情、合作程度，穿刺部位的皮肤、血管情况及肢体活动度	5		
		③患者有无血液传染病	1		
		④需做的检验项目、采血量	2		
		⑤是否需要特殊准备	2		
	2. 护士：衣帽整洁，洗手、戴口罩		2		
	3. 物品：备齐用物、放置合理		2		
	4. 环境：安全、整洁、舒适		2		
	5. 体位：取舒适体位		2		

续表

项目	技术操作要求	分值	扣分原因	实际得分
操作流程质量标准（60分）	1. 核对医嘱、检验项目、容器及标签	5		
	2. 正确选择试管	5		
	3. 向患者解释采血的目的、量及配合方法	5		
	4. 选择合适的采血部位	5		
	5. 扎止血带，消毒皮肤方法正确	4		
	6. 准备输液贴	2		
	7. 再次核对检验项目、采血器、患者信息	5		
	8. 穿刺一针见血	3		
	9. 采血方法正确	5		
	10. 松止血带及拔针时机及方法正确	5		
	11. 指导患者正确按压穿刺部位	2		
	12. 正确处理血标本	5		
	13. 再次核对	3		
	14. 协助患者取舒适体位，整理床单元	2		
	15. 手消（必要时记录）	2		
	16. 正确处置用物	2		
终末质量标准（20分）	1. 操作正确、熟练、轻巧	4		
	2. 严格执行无菌技术操作和查对制度	4		
	3. 检验项目、采集方法、顺序及送检正确	5		
	4. 护患沟通良好，宣教全面	2		
	5. 理论回答正确	5		
合计		100		

≪第九章

常见仪器设备的维护与保养流程及评分标准

第一节 内分泌科设备使用与保养制度

一、设备使用管理制度

医疗设备在使用过程中如何采用科学的方法管理是搞好设备管理的关键，尽可能地提高医疗设备的使用率，使卫生资源得到充分利用，是医疗设备管理的重要内涵。

1. 使用科室必须建立完善的使用管理制度，实行专管专用使用责任制。

2. 建立设备使用登记制度，严格执行操作规程。

3. 统计设备使用情况报表，并按期交到设备科进行统计分析。

4. 对专管共用设备实现资源共享，尽量提高设备的使用率。

5. 使用科室需爱护设备，做好日常保养工作，发现设备故障等异常情况，及时报设备科处理。

二、设备保养管理制度

加强医疗设备保养，降低设备使用过程中的故障，提高经济效益。

1. 由各医疗科室对本科室的各种医疗设备做好一级保养，即每月定期对设备进行除尘和存放保养，保证设备清洁程度达80%以上。

2. 设备科维修人员定期与各科室设备操作人员一起对设备进行通电试机，校对和调整设备的各种合格标准参数，保证完好使用率。

3. 当医疗科室发现设备在使用中出现异常情况，应及时断电，关机停止使用，控制设备的损坏程度。

4. 设备发生故障后，各医疗科室应及时通知设备科派专业维修人员前往检修或送到设备科检修。

5. 维修人员接到医疗科室通知后，应尽快对设备进行事故分析检查和修复。

6. 各医疗科室固定设备操作人员，严格按操作规程操作，经常与设备科加强联系，和维修人员紧密配合，搞好设备的保养工作。

第二节　血糖仪的维护与保养

一、注意事项

1. 血糖仪试纸条是否过期。

2. 血糖仪是否存在环境污染。

3. 试纸条保存是否妥当，有些误差是由试纸条的变质引起的。试纸条用后应将剩余的试纸条储存在原装盒内密闭保存，避免其受到测试环境的温度、湿度、化学物质等的影响。

4. 检测时患者一定要先详细阅读使用说明，正确掌握血糖仪的操作方法。

5. 测试时若采血量不足，会导致检测失败或测得的结果偏低。

6. 出现以下情况要及时对血糖仪校准：

（1）第一次使用新血糖仪时。

（2）更换新一瓶试纸条时。

（3）怀疑血糖仪或试纸条出现问题时。

（4）当测试结果未能反映出自己感觉的身体状况时。

（5）血糖仪受损后。

二、血糖仪的维护

1. 保持血糖仪清洁　血糖仪在使用过程中，常常会受到环境中的灰尘、纤维、杂物等污染，尤其是检测时不小心被血液污染，这些都会影响检测结果。因此，血糖仪每次使用后应放入保存袋中，并定期清洁，对测试区的清洁需要小心，擦拭时不要使用酒精或其他有机溶剂，以免损坏仪器，可使用稍稍浸湿的棉签或软布擦拭。最好每天对机身外部进行消毒，可使用浸有消毒剂的棉签或软布。

2. 正确存放血糖仪　血糖仪一般可存放在 -10℃ ~ +50℃ 的环境中，环境的相对湿度一般不应超过 90%。血糖仪应避免长时间存放在电磁场中（如移动电话、微波炉等周围），同时避免碰撞、剧烈震荡。

3. 定期校对血糖仪　除了每次更换新的一盒试纸时需要进行调码（免调码血糖仪除外），还需要定期对血糖仪进行校对，血糖仪一般在检测 2000 次以后准确性会明显下降，应进行校准。出现以下情况时应立即进行校对：怀疑仪器出现问题；检测结果与自身感觉不一致（如自我感觉发生了低血糖，但检测结果却偏高）；血糖仪被摔后。

4. 及时充电　血糖仪说明书上会标明，当屏幕出现什么符号时提示电量不足。尽管出现电量不足符号后仍可以进行大概

50 次检测，但为了避免造成仪器损害和影响检测结果，最好尽快充电。

5. 正确保存试纸　在临床上，血糖仪本身出现故障的概率较小，而试纸则更容易受到温度、湿度、化学物质等的影响。试纸应使用原装瓶储存，并存放在干燥、阴凉、避光的环境中，每次取出试纸后立即盖好瓶盖，取试纸时手指避免接触测试区。单片包装的试纸可以存放至包装盒上的有效期限，而瓶装试纸开封后应在 1 个月内用完。

第三节　胰岛素泵的维护与保养

一、注意事项

1. 置泵前准确设置泵的各项参数，检查泵的性能及电池电量是否充足等。

2. 胰岛素的准备：从冰箱取出后在室温下放置 0.5 ~ 1 小时，若时间不允许即用双掌心轻轻揉搓，使胰岛素的温度与室温一致。在抽吸胰岛素过程中，缓慢拉动针栓，避免产生过多气泡。

3. 置泵前要求患者淋浴、更衣、保持皮肤清洁，不能淋浴者协助清洁其置泵部位。

4. 选择腹部（距脐 5cm 外）作为置泵部位，避开腹直肌，尽量避开裤带压迫处。孕妇可以选择前臂外侧、大腿处，儿童可以选择臀部等处。

5. 注意贴胶布的技巧，捏平边缘，使之紧密固定于皮肤。安装后将泵置于特制布袋挂在身上，避免泵滑落受损。

6. 避免把胰岛素泵浸泡在水中，尽量不要在洗澡时佩戴。

7. 做 MRI、X 线和 CT 扫描时，不得将胰岛素泵置于身上。

如需检查时，必须把胰岛素泵拆下并将其从放射区域内移开。

8. 胰岛素泵使用1节碱性AAA电池，使用不合规定的电池会影响电池使用时间，可能造成存储记忆丢失，缩短元件使用寿命。

二、胰岛素泵的清洁维护

1. 使用湿布和温和清洗剂水溶液清洁胰岛素泵外表面，擦完后使用清水擦洗，然后使用干布擦干。

2. 保持储药器和电池盒干燥，避免受潮。

3. 不要使用任何润滑剂，使用75%酒精擦拭消毒。

4. 不要将机台暴露在高温、高湿、有灰尘或者阳光直射的地方。

5. 臂带含有一个气密性很好的气囊，请小心使用臂带，不要拉扯、拧扭。

6. 小心使用软管，不要用力拉扯、拧捏，不要跟有尖角的物体接触。

7. 用柔软的干布进行清洁，不要用汽油、稀释剂或类似的溶剂进行清洗。对于臂带上的污点，请用蘸有肥皂水的湿抹布轻轻拭去，切忌用洗衣粉或清洁剂清洗。

8. 请不要跌落或者随意丢弃机台，并避免强烈振动。

9. 应避免把运行中的胰岛素泵放置在高于40℃或低于0℃的环境中，胰岛素在0℃左右会结冰，在高温下会变质。在寒冷天气位于室外时，必须贴身佩戴胰岛素泵并使用保暖衣物盖住。处于较热环境时，必须采取措施冷却胰岛素泵和胰岛素。

第四节　输液泵/注射泵的维护与保养

一、注意事项

1. 每天连续使用 8 ~ 10 个小时，须更换泵内输液器位置，以保持较高的输液精度。

2. 连续使用 24 小时应更换输液器。

3. 保持气泡探头清洁，输液过程中避免药液流入输液泵泵片内、门轴内及气泡探头上。

4. 特殊用药须有特殊标记，避光药物需用避光输液器泵入。

5. 正在使用输液泵，每次更换液体应重新设置输液程序。使用中如需更改输液速度，则先按停止键，重新设置后再按启动键；若需打开泵门，无论排气泡、更换导管或撤离输液泵等，务必先关闭输液导管调节夹，严防输液失控。

6. 解除报警法：

（1）气泡报警：关闭静脉通道，打开泵门，排尽气泡，放妥导管，关闭泵门，开放静脉通道，启动输液。

（2）完成报警：再设置用量。

（3）阻塞报警：常因输液管道扭曲、过滤器阻塞、调节器未打开，去除阻塞原因。

（4）泵门未关：关闭泵门。

7. 长期不使用时，应每隔 3 个月将输液泵插电源线充电 24 小时，以免电池因自动放电而报废。

二、维护保养

1. 每日保持输液泵、注射泵及附件表面无灰尘，无积水积液。

2. 每日清洁设备，关闭电源，断开电源线，用软布或棉球蘸取适量清水擦拭表面及显示屏，放置阴凉通风处自然风干。

3. 每日用75%酒精清洁显示器，清水擦拭机身及导线，清洁显示器前先关闭触摸屏和显示器电源。

4. 使用结束后，关闭仪器，用75%酒精擦拭仪器机身及导线，被血液、痰液、呕吐物等污染时，用500mg/L含氯消毒剂擦拭。

5. 每日保证设备电池电量在50%以上，处于备用状态。

6. 防止在使用中受震，否则影响仪器正常工作。

7. 防止液体流入机器导致电路板受损。

8. 要及时对电池充电，每次要充满，长时间没有使用，要重新充电10小时以上。

第五节　心电监护仪的维护与保养

一、设备的清洁（清洁剂可用稀释的肥皂水）

1. 清洁的步骤

（1）关闭监护仪，断开与交流电的连接。

（2）清洁主机和外部。

（3）清洁显示屏。

（4）清洁电缆和传感器。

（5）将清洁的部分用干爽的布揩干或风干。

2. 主机外部清洁方法

（1）用预先浸有软性洗涤液的布擦拭主机。

（2）用洁净的干布揩干。

3. 显示屏清洁方法

（1）用10%的漂白液或肥皂水擦拭显示屏。

（2）用洁净的干布揩干。

4. 电缆的清洁方法

（1）用75%酒精擦拭电缆外表面，注意不要使液体流入电缆插接处。每次使用后用75%酒精清洁血氧饱和度探头表面，不能将探头全部浸入液体中。

（2）用洁净的干布揩干。

（3）如果导线上有胶布等的残留物，使用胶带去污剂擦拭效果较好，用后将导线妥善放置好。

（4）过长的导线可弯成较大的圆圈扎起，放置塑料袋或布袋内以保持清洁、整齐，便于使用。一次性使用的零件必须丢弃，不能洗净后准备再用。

5. 袖带的清洁方法

（1）拿掉橡胶袋。

（2）用肥皂水清洗并漂洗干净后在空气中晾干。

（3）特殊情况时：用75%酒精浸泡30分钟或者用含氯消毒液浸泡15~20分钟后，再用清水漂洗干净，在空气中晾干备用。

（4）重新插入橡胶袋。

二、设备的维护

1. 密切观察心电图波形，及时处理干扰和电极脱落。

2. 正确设定报警界限，不能关闭报警声音。

3. 对躁动患者应固定好电极和导线，避免电极脱位以及导线打折缠绕。

4. 按照患者的体位与需要及时调整监护仪的导线，使导线的长度、摆放位置等能够满足患者的需要。

5. 停机时先向患者说明，取得合作后关机，断开电源。

6. 保持监护仪在日常使用中的清洁，若遇污染时应按仪器使用说明书进行消毒。

7. 设专人管理，保证监护仪的正常使用。

8. 监护仪应放置在固定位置，便于清点与使用，并妥善保管好仪器使用说明书。

9. 定期对监护仪的各项检测指标进行稳定性测试，并保存合格记录。

10. 监护仪出现故障时应及时与维修人员联系进行检修，并保存好维修记录。

第六节　心电图机的维护与保养

心电图机应定期维护和保养，以延长心电图机及其各个部件的寿命，具体如下。

一、清洁心电图机和导联线

1. 定期清洁　仪器本体和导联线接口不可用液体擦洗，只能用干纱布擦拭。清洁方法：用湿纱布或酒精等液体轻轻擦洗后，用干纱布彻底擦干，以免影响心电图的记录。

2. 清洁电极类配件　电极和肢夹使用后先用洗涤剂擦洗，再用清水冲洗干净，必要时用紫外线消毒主机及配件，防止细菌交叉感染。

二、日常管理

1. 定点放置，随时处于备用状态。

2. 按照厂家的规定进行周期性的定期检查。

3. 定期检查的项目包括：心电图机的开关按钮有无松动或裂痕；有无电极导联线的断线及破损；确定波形显示；确认送纸功能；确定电池的电压；确认有无电源线破损和漏电。

4. 部件要根据使用频率不同而在规定的时间内更换。

三、维护保养

1. 使用完毕及时整理和消毒。

2. 导联线等使用时切忌用力牵拉和扭转。

3. 定期充电。

4. 避免高温、受潮、灰尘和碰撞。

5. 用后盖防尘套。

6. 定期检测：由医疗仪器维修部门定期检测心电图机的性能。

第七节　简易呼吸器的维护与保养

一、注意事项

1. 选择适宜通气量　挤压球囊时应注意潮气量适中，通气量以见到胸廓起伏即可，大约 400 ~ 600ml。

2. 选择适当呼吸频率　美国心脏协会 2010 年建议，如果存在脉搏，每 5 ~ 6 秒给予 1 次呼吸（10 ~ 12 次/分）；如果没有脉搏，使用 30∶2 的比例进行按压通气；如果有高级呼吸道，每分钟给予 8 ~ 10 次呼吸；如果患者尚有微弱呼吸，应注意挤压球囊的频次和患者呼吸的协调，尽量在患者吸气时挤压气囊，防止在患者呼气时挤压气囊。

3. 监测病情变化　使用简易呼吸器过程中，应密切观察患者通气效果、胸腹起伏、皮肤颜色、听诊呼吸音、生命体征和血氧饱和度等参数。

二、简易呼气器清洁维护

1. 保持简易呼吸器清洁干燥，固定放置在急救柜最下层抽屉内。

2. 固定专人检查简易呼吸器各部件及功能，确保处于备用状态。

3. 使用前，应按操作流程要求再次检查简易呼吸器是否处于备用状态。

4. 一般患者使用后，面罩及球体用1∶500含氯消毒剂浸泡消毒后备用。

5. 如遇传染病患者或污染严重时，将面罩、简易呼吸器各部件依次打开，送供应室消毒。

6. 如遇单向阀被呕吐物、分泌物污染时，按照以下顺序处理：

（1）快速用力压缩球体数次，将污物吹出。

（2）用清水冲洗干净，然后送供应室消毒。

7. 消毒后各部件应完全干燥并检查有无损坏，将各部件依次组装、测试完好后备用。

第八节　激光治疗仪的维护与保养

一、注意事项

1. 接通电源，指示灯亮，表示治疗仪供电正常。

2. 将时间调至定时器允许的范围内，治疗带束缚于患处或相对应的部位后进行治疗。

3. 使用前或长期放置后，应检查导线有无破损，如导线破损，必须更换后才能使用。

4. 激光照射过程中如出现感觉过热、心慌、头晕等反应时，需立即报告医护人员。

5. 治疗结束后，注意观察局部皮肤情况。

二、激光治疗仪的维护

1. 定点放置　激光治疗仪放在易取放的位置，标识明显。

2. 定人保管　有专人保管。

3. 定期消毒　治疗仪表面每次使用后由固定班次以 250 ~ 500mg/L 有效氯消毒液擦拭。清洁时勿将水或清洁溶液泼洒到设备上，勿使液体流入开关、调节旋钮、连接头和设备接口处。应避免使用含酸碱度的清洁物质，如丙酮、甲酮、含酒精的清洁剂。

第九节　电动负压吸引器的维护与保养

一、注意事项

1. 检查吸引器各管道连接是否正确，按顺时针方向旋紧负压调节阀，用手指堵塞吸气口，或反折吸引管道，开启吸引器开关，机器运转，真空表上指针将迅速上升至极限负压值；放开吸入口，表针将回到0.02MPa 以下。以上情况说明管路连接正确。

2. 一般吸痰的负压值：0.027 ~ 0.053MPa（成人 0.04 ~ 0.53MPa，小儿 0.02 ~ 0.04MPa），急救吸痰的负压值最大不超过 0.08MPa。

3. 电源必须可靠接地。

4. 堵住吸入口，开启吸引器开关，调节负压调节阀（负压调节阀顺时针方向旋转负压增加）来控制吸引所需要的负压值，真空表的指针应在 0.02MPa 极限负压值范围内变化。

5. 未吸痰前使橡胶管折成 V 形，吸痰时将橡胶管恢复原状。

6. 吸痰毕，吸生理盐水冲洗导管，取下吸痰管放进消毒液内浸泡，及时清洗贮液瓶。

7. 贮液瓶的贮液，一般是瓶容量的 1/3，最多不超过 500ml。

8. 使用结束后，关机前一定要先让负压降低至 0.02MPa 以下。先关掉吸引器上的开关，再从电源插座上拔下电源插头，切断电源。

二、电动负压吸引器的保养

1. 每周定期维修，保持备用状态，每次使用后用 75% 医用酒精擦拭机器。

2. 停止使用时，用 500mg/L 含氯消毒液清洁、浸泡贮液瓶及橡胶管半小时，干燥备用。

3. 电动吸引器保持清洁、干净、无尘，做好防潮、防高温，避免剧烈振动。

4. 应经常检查橡胶连接管，储气、储液瓶塞的气密性。发现老化、破损及时更换。

5. 缓冲瓶起缓冲气流作用，严禁当作贮液瓶使用，避免液体进入泵体，损坏机器。

6. 使用时，应注意不要使缓冲瓶的液面超过吸液管。如果因疏忽而使液体流入了防倒流阀，吸引力将消失。此时需要停机排倒液体，将各部分冲净重新装好后方可使用。

第十节　除颤仪的维护与保养

一、注意事项

1. 操作时保持手干燥，可戴橡胶手套绝缘。忌电击板对空放电或单相放电。

2. 患者皮肤保持清洁、干燥，电极板必须涂满导电糊（或垫盐水纱布），电极板必须紧贴患者皮肤，以免烫伤皮肤。

3. 仪器默认状态为非同步除颤；按 SYNC（同步）选择同步除颤。

4. 非同步除颤的指征：室颤、室扑；同步除颤指征：房颤、房扑、室速、室上速。

5. STERNUM 电极板放置于右侧：心底部，即右侧锁骨中线 2～3 肋间；APEX 电极板放置于左侧：心尖部，即左侧腋中线第 5 肋间。

6. 整理用物时应擦拭电极板并检查记录纸、导电糊、电极片是否清洁处理完毕，仪器放回原处并充电，处于备用状态。

二、除颤仪的维护与保养

1. 电极板是除颤仪的组成部分，平时应置于电极板卡槽之中（仪器立放），每次使用结束之后都要及时对其进行清洁与擦拭。清洁与擦拭通过以下 3 个步骤来完成：

（1）检查仪器是否关闭。

（2）用湿润的抹布擦净电极板。

（3）干燥后，旋紧电极板，置于卡槽中。在对电极板进行清洁与擦拭时，应注意不要损伤电极板，既不能用锐利的金属工具刮除附着的污垢，特别是不能对电极板的金属表面造成划损，也不可使用对电极板有腐蚀作用的酸、碱溶液。

2. 电池的充电与更换：电池需要日常或定期的维护与保养，以助于延长电池的使用寿命。将电源线插头插入交流电源插座，即为除颤仪电池充电。电量耗尽的电池，3.5 小时即可充满。

3. 仪器工作状态的判断：每班检查仪器（机内放电），确保除颤仪功能完好。如果出现故障应挂故障标识，并及时与设备科联系维修。

4. 当出现下列情况时，除颤仪不得使用：

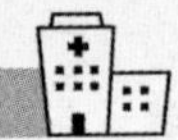

（1）电源线与电极板导线破损。

（2）仪器外壳损坏。

（3）红色 LED 警告指示灯亮起。除颤仪通过释放高能量的电脉冲来进行电除颤，其电压可高达数千伏，电流强度则达数十安培。因此，在对除颤仪的维护与保养中切不可忽视电容维护。

≪第十章

内分泌科专科试验

第一节 卧立位醛固酮试验

一、原理

正常人肾小球旁细胞分泌肾素，作用于血浆中的血管紧张素原而产生血管紧张素Ⅰ（AngⅠ），经过肺血管紧张素转化酶的作用转变为血管紧张素Ⅱ（AngⅡ），即可升压和促进肾上腺皮质合成醛固酮（ALD），三者构成肾素-血管紧张素-醛固酮系统（RASS）。此系统有调节血压、血容量以及 K^+、Na^+ 平衡的作用。因此，通过改变血容量及使用利尿药，改变血钠浓度可影响肾素-血管紧张素-醛固酮系统，使之处于激发状态，激发试验前后测定肾素、血管紧张素Ⅱ、醛固酮水平。

醛固酮卧立位试验原理：血容量下降和体位改变→刺激肾素分泌→血醛固酮分泌增加→肾脏血流灌注量增加。

二、目的

通过改变血容量及使用排钠利尿药，可影响肾素-血管紧张素-醛固酮系统，从而用于对醛固酮增多症的鉴别诊断。

三、试验前准备

1. 患者准备

(1) 患者于前一日晚餐后禁食，普通卧位过夜，次日凌晨4：00 排空膀胱后卧位休息，可翻身，不可再坐起或下床活动。

(2) 晨空腹，保持卧位至早晨 8：00。

(3) 了解试验的目的及方法。

2. 护士　仪表端庄，服装整洁，六步洗手法洗手，戴口罩、帽子。

3. 准备采血物品　治疗盘，安尔碘，棉签，止血带，采血针，采血管。

4. 病室环境　整洁，光线充足，30 分钟内无人员打扫。

四、试验操作步骤

1. 核对患者身份，取得患者配合。

2. 选择合适的血管，保证采血过程顺利，保证试验结果准确。

3. 安尔碘消毒穿刺处皮肤 2 次，自然待干。

4. 晨 8：00 空腹卧位取血 10ml，分别置于 2 根抗凝管中摇匀，测血浆肾素活性（PRA），以及血管紧张素Ⅱ和醛固酮水平。采血后协助患者用棉签按压穿刺处皮肤至不再出血。

5. 取血后立即肌内注射呋塞米（速尿）40mg，明显消瘦者按 0.7mg/kg 体重计算，总量不超过 40mg。

6. 肌注后协助患者保持立位 2 小时，上午 10：00 准时立位抽血测血浆肾素活性，以及血管紧张素Ⅱ和醛固酮水平。

五、结果判断

原发性醛固酮增多症患者血浆醛固酮水平增高，肾素活性降低且不受利尿药和体位的影响，而继发性醛固酮增多症的患者肾素活性水平高于正常（表 10－1－1）。

表 10－1－1 卧立位试验结果判读表

正常人	ALD 较卧位上升数倍	PRA 较卧位上升数倍
原发性醛固酮增多症患者	高 ALD 水平，ALD 上升不明显	PRA 低

1. 患者 24 小时 UNa > 200mmol/L 则判断 ALD 增高的指标为 ALD > 10ng/dl；24 小时 UNa < 200mmol/L 则判断 ALD 增高的指标为 ALD > 13ng/dl。

2. 若 ALD/PRA > 25 高度提示原发性醛固酮增多症；若 ALD/PRA > 50 则可确诊。

六、注意事项

1. 患者应进行正常钠、钾饮食。
2. 试验前停用利尿药、ACEI 类降压药、β 受体阻滞剂等 2～4 周。
3. 采血要求在基础状态下，凌晨 4：00 让患者排空膀胱。
4. 采血方法要准确，时间准确。
5. 取血后将标本放在 0℃ 保存并及时送检。

第二节　卡托普利试验

一、原理

卡托普利是血管紧张素转化酶抑制剂（ACEI），可终止血管紧张素Ⅱ的产生，从而减少醛固酮的分泌，降低血压（图 10－2－1）。

原发性醛固酮增多症患者 ALD 分泌呈自主性，服药前后无明显变化。

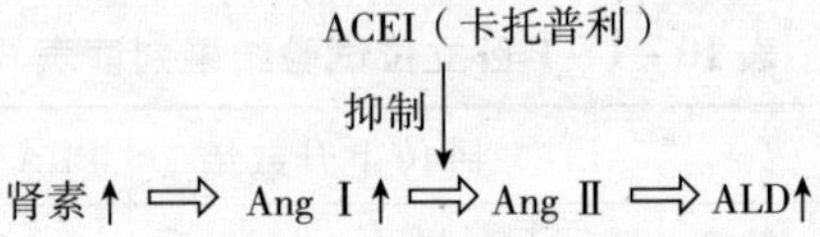

ACEI（卡托普利）
↓ 抑制
肾素↑ ⇨ Ang Ⅰ↑ ⇨ Ang Ⅱ ⇨ ALD↑

图 10－2－1　卡托普利试验原理图解

二、目的

原发性醛固酮增多症的确诊试验之一。

三、试验前准备

1. 患者准备

（1）患者于普通卧位过夜，次日晨 4：00 排空膀胱后卧位休息，可翻身，不可坐起或下床活动。

（2）晨空腹，保持卧位至试验日上午 10：00。

（3）患者了解试验的目的及操作方法、注意事项。

2. 护士　仪表端庄，服装整洁，六步洗手法洗手，戴口罩、帽子。

3. 物品准备

（1）药物准备：遵医嘱备卡托普利片 25mg。

（2）采血物品：治疗盘、安尔碘、棉签、止血带、采血管。

4. 病室环境　整洁，光线充足，30 分钟内停止打扫卫生。

四、试验操作步骤

1. 核对患者身份，取得患者配合。

2. 选择合适的血管，保证采血过程顺利，保证试验结果准确。

3. 安尔碘消毒穿刺处皮肤2次，自然待干。

4. 试验日晨8：00空腹卧位取血测血浆肾素活性，以及血管紧张素Ⅱ和醛固酮水平。

5. 出血后协助患者棉签按压穿刺处直至不再出血。

6. 取血后协助患者卧位口服卡托普利片25mg。

7. 继续静卧2小时，于10：00取血测服药后血浆肾素活性，以及血管紧张素Ⅱ和醛固酮水平。

五、结果判断

1. 正常人服药后醛固酮降低>30%，肾素升高。

2. 原发性醛固酮增多症患者用药前后醛固酮降低<30%，肾素无明显变化。

六、注意事项

1. 患者应进行正常钠、钾饮食。

2. 试验前停用利尿药、ACEI类降压药、β受体阻滞剂等2~4周。

3. 采血要求在基础状态下，凌晨4：00让患者排空膀胱。

4. 采血方法要准确，时间准确。

5. 取血后将标本放在0℃保存并及时送检。

第三节　小剂量地塞米松抑制试验

一、原理

地塞米松可抑制下丘脑-垂体-肾上腺轴，使肾上腺皮质激素分泌减少，血和尿皮质醇降低，尿17-羟类固醇（17-OHCS）

和17－酮类固醇（17－KS）减少，通过其被抑制的程度来了解下丘脑－垂体－肾上腺轴功能是否正常。

二、目的

定性诊断库欣综合征。

三、试验前准备

1. 患者准备

（1）患者正常入睡，保证试验期间情绪稳定。

（2）了解试验的目的及方法，配合操作。

2. 护士　仪表端庄，服装整洁，六步洗手法洗手，戴口罩、帽子。

3. 用物准备

（1）药物准备：地塞米松0.5mg×8。

（2）其他物品：尿桶，24小时尿液防腐剂。

4. 病室环境　整洁，光线充足。

四、试验方法

1. 试验第一日晨8：00开始留取24小时尿，测定游离皮质醇或17－OHCS作为对照值。

2. 试验第2日开始连续2天口服地塞米松0.5mg/6h，时间为8AM－2PM－8PM－2AM。

3. 服药第2天晨8：00开始留取24小时尿测游离皮质醇。

五、结果判断

1. 正常人在服用地塞米松后，24小时尿游离皮质醇明显降低，一般低于对照值的50%。

2. 单纯性肥胖者24小时尿游离皮质醇可偏高，小剂量地塞米松抑制试验后结果同正常人。

3. 库欣综合征患者24小时尿游离皮质醇不被抑制，仍高于对照值的50%以上。

六、注意事项

1. 实验前5天停用肾上腺皮质激素、促肾上腺皮质激素、避孕药。

2. 正确留取24小时尿标本，正确放入防腐剂。

3. 按时给药，服药到口（尤其是夜间）。

4. 护士收取尿标本时准确量取尿量，及时送检，如不能及时送检需放4℃冰箱保存。

第四节　大剂量地塞米松抑制试验

一、原理

地塞米松可抑制下丘脑－垂体－肾上腺轴，使肾上腺皮质激素分泌减少，血和尿皮质醇降低，尿17－羟类固醇（17－OHCS）和17－酮类固醇（17－KS）减少。通过其减少的程度来了解下丘脑－垂体－肾上腺轴功能是否高于正常，其可能的病变在哪个器官。

二、目的

定位诊断库欣综合征。

三、试验前准备

1. 患者准备

（1）患者正常入睡，保证试验期间情绪稳定。

（2）了解试验的目的及方法，配合操作。

2. 护士　仪表端庄，服装整洁，六步洗手法洗手，戴口罩、帽子。

3. 用物准备

（1）药物准备：地塞米松 2mg×8。

（2）其他物品：尿桶，24 小时尿液防腐剂。

4. 病室环境　整洁，光线充足。

四、试验操作步骤

1. 试验第 1 日晨 8：00 开始留取 24 小时尿，测定游离皮质醇或 17－OHCS，作为对照值。

2. 试验第 2 日开始连续 2 天口服地塞米松 2mg/6h，时间为 8AM－2PM－8PM－2AM。

3. 服药第 2 天晨 8：00 开始留取 24 小时尿测游离皮质醇。

五、结果判断

1. 如服药后 24 小时尿游离皮质醇水平被抑制到对照值的 50% 以下则提示为库欣综合征。

2. 反之提示为异位 ACTH 综合征或非 ACTH 依赖性库欣综合征。

3. 肾上腺病变引起的库欣综合征皮质醇分泌呈自主性，故应用大剂量地塞米松不被抑制。

第五节　过夜小剂量地塞米松抑制试验

一、原理

利用正常人皮质醇分泌自午夜以后上升的昼夜节律特点及库

欣综合征患者节律消失、血皮质醇水平较高的特点，在血皮质醇未开始升高前服用外源性糖皮质激素，达到最大抑制 ACTH 及血皮质醇的目的。

二、目的

定性诊断库欣综合征。

三、试验前准备

1. 患者准备

（1）患者正常入睡，保证抽血前处于静息状态。

（2）试验前一日夜间 12 点后空腹。

（3）了解试验的目的及方法，配合操作。

2. 护士　仪表端庄，服装整洁，六步洗手法洗手，戴口罩、帽子。

3. 用物准备

（1）药物准备：地塞米松 1mg。

（2）采血物品：治疗盘、安尔碘、棉签、止血带、采血针、采血管。

4. 病室环境　整洁，光线充足，30 分钟内无人员打扫。

四、试验操作步骤

1. 试验第 1 日晨 8：00 空腹正确取血测血皮质醇水平（对照）。

2. 试验第 2 日凌晨 0：00 口服地塞米松 1mg。

3. 试验第 2 日晨 8：00 空腹抽血测服药后状态下的血皮质醇水平。

五、结果判断

1. 服药后 8AM 的血清皮质醇下降到对照值的 50% 以下，表示正常。

2. 服药后血皮质醇下降不到对照值的 50%，提示皮质醇增多症。

六、注意事项

1. 准时抽取血标本，准时给药，保证服药到口。

2. 静脉采血一针见血，避免引起患者情绪紧张，影响试验结果。

3. 如患者情绪紧张则终止试验，择日进行。

第六节　禁水加压试验

一、原理

尿崩症患者缺乏垂体后叶素，虽然限制饮水，但远端肾小管因为没有抗利尿激素作用，不能很好地吸收肾小球滤过的水分，因此尿量并不减少，若持续大量排尿而未饮水可能发生脱水。

二、目的

尿崩症的定性、定位试验。

三、试验前准备

1. 患者准备

（1）患者正常入睡，保证试验期间情绪稳定。

（2）试验前一日嘱患者主动限水 8～12 小时，如病情严重可限水4小时。

（3）了解试验的目的及方法，配合操作。

2. 护士 仪表端庄，服装整洁，六步洗手法洗手，戴口罩、帽子。

3. 用物准备

（1）采血物品：治疗盘、安尔碘、棉签、止血带、采血针、采血管。

（2）其他物品：血压计、听诊器、体重计、秒表、尿管、量杯。

四、试验操作步骤

1. 试验日晨5：00排空膀胱后开始记尿量，6：00准时留取尿标本测量尿比重、尿渗透压及抽血测血浆渗透压，记录体重、血压、脉搏及1小时尿量。

2. 以后每小时留尿测尿量、尿比重、尿渗透压，测量体重、血压、脉搏，待连续两次测尿比重相同或尿渗透压变化小于30mOsm/kg·H_2O（平台期）时，测定血浆渗透压，然后肌内注射垂体后叶素3U，再留取1~2次尿量并测尿渗透压。

五、结果判断

1. 正常人及精神性多饮患者禁水后尿量减少，尿比重增加，尿渗透压升高，可>800mOsm/kg·H_2O，而体重、血压、脉搏及血浆渗透压变化不大。

2. 中枢性尿崩症患者禁水后尿量大多变化不明显，尿比重、尿渗透压不升高，体重下降可>3%，严重者可有血压下降、脉率加快伴烦躁不安等精神症状。只有在补充了垂体后叶素后尿量才减少，尿比重、尿渗透压才增加。根据病情轻重可分为部分性尿崩症和完全性尿崩症，部分性尿崩症患者血渗透压最高值

<300mOsm/kg·H_2O，尿渗透压可高过血渗透压。注射垂体后叶素后尿渗透压可继续上升（>10%）。完全性尿崩症患者血渗透压平台期>30mOsm/kg·H_2O，尿渗透压低于血渗透压。注射垂体后叶素后，尿渗透压可明显上升，可至750mOsm/kg·H_2O。

3. 肾性尿崩症患者禁水后尿液不能浓缩，注射垂体后叶素后亦无反应。

六、注意事项

1. 试验过程中密切观察患者生命体征及神志的变化，以免发生严重脱水。

2. 如试验过程中患者体重下降超过3%～5%，或者患者血压明显下降，出现焦虑不安等症状，应随时终止试验。

3. 准确留取血、尿标本。

4. 试验结束时，嘱患者勿快速大量饮水，以免引起水中毒。

5. 垂体后叶素有升压作用，冠心病、高血压等老年患者慎用或禁用。

第七节　饥饿试验

一、原理

通过禁食诱发低血糖发生，了解患者胰岛素水平。

二、目的

是协助诊断胰岛素瘤的简单可靠方法，适用于诊断各种原因不明的低血糖症。

三、试验方法

1. 患者晚餐前测血糖，晚餐后开始禁食，可饮白开水。

2. 每4小时测血糖或症状出现后测血糖，直至出现低血糖症状。

3. 如禁食24小时仍无低血糖发作，则在禁食后的24、36、48小时各加做2小时运动，以促进低血糖发作。

4. 如禁食72小时加做运动试验期间仍无低血糖发作，则抽血测血糖、胰岛素和C肽水平，并终止试验。

四、结果判断

1. 症状发作时血糖 <2.5mmol/L，C肽 >200μmol/L，胰岛素 >36μmol/L为试验阳性。

2. 禁食达72小时仍无低血糖发作，为试验阴性。在测血糖同时，测定血浆胰岛素值（INS），并计算INS与葡萄糖浓度（G）的比值，即胰岛素释放指数。正常人该比值 <0.3；胰岛素瘤患者，有95%大于0.3；非胰岛素分泌增多性低血糖（如反应性功能性低血糖）时，血糖值低，血浆胰岛素值也低，比值不变。

五、注意事项

1. 试验过程中严密观察患者病情及神志变化，备好抢救措施，防止意外发生。

2. 低血糖有一定风险，备好50%葡萄糖40ml。

3. 禁食期间一旦出现低血糖反应，立即抽血测血糖胰岛素与C肽，抽血后试验结束，嘱患者进食。

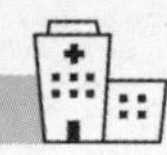

≪第十一章

内分泌科常用评估表

第一节　入院评估单

见表 11 -1 -1。

表 11 -1 -1　昆明市延安医院入院评估单

自理能力评估														
等级	进食	洗澡	修饰	穿衣	控制大便	控制小便	如厕	床椅转移	平地行走	上下楼梯		自理能力分级		
完全独立	10	5	5	10	10	10	10	15	15	10	总分	H	重度依赖：≤40 分	护理措施
需部分帮助	5	0	5	5	5	5	5	10	10	5		M	中度依赖：41 ~60 分	
需极大帮助	0	–	0	0	0	0	0	5	5	0		L	轻度依赖：61 ~99 分	
完全依赖	–	–	–	–	–	–	–	0	0	–		N	无需依赖：100 分	
分值														

备注：1. 对照“评分标准”填写相应分值；“自理能力分级、护理措施”使用相应字母或符号表示。

2. 轻度依赖每周评估一次，中度依赖 3 天评估一次，重度依赖需每天评估。

3. 护理措施：①晨/晚间护理；②协助非禁食患者进食/水；③卧位护理；④排泄护理；⑤床上温水擦浴；⑥其他______

续表

<table>
<tr><th colspan="12">压疮评估</th></tr>
<tr><td>分值</td><td>意识状态</td><td>活动能力</td><td>肢体可动度</td><td>进食状况</td><td>失禁/皮肤受潮</td><td>皮肤情况</td><td rowspan="6">总分</td><td colspan="2">危险等级</td><td rowspan="6">护理措施</td></tr>
<tr><td>4</td><td>清醒/嗜睡</td><td>行动自如</td><td>完全能动</td><td>进食足够</td><td>皮肤干爽</td><td>正常状况</td><td>H</td><td>高危险：≤12 分</td></tr>
<tr><td>3</td><td>意识模糊</td><td>步行需扶助</td><td>有些限制</td><td>进食不足</td><td>偶有受潮</td><td>颜色异常</td><td>M</td><td>中危险：13 ~ 18 分</td></tr>
<tr><td>2</td><td>昏睡</td><td>能够起床</td><td>极度限制</td><td>进食量少</td><td>常有受潮</td><td>温度异常</td><td>L</td><td>低危险：19 ~ 23 分</td></tr>
<tr><td>1</td><td>昏迷</td><td>长期卧床</td><td>不能活动</td><td>不能进食</td><td>一直受潮</td><td>缺水/水肿</td><td>N</td><td>无危险：24 分</td></tr>
<tr><td>分值</td><td></td><td></td><td></td><td></td><td></td><td></td><td colspan="2"></td></tr>
</table>

备注：1. 对照“评估标准”填写相应分值，“危险等级”、“护理措施”使用相应字母或符号表示。

2. 无危险、低危险每周评估一次，中危险及以上需每天评估直到患者出院。

3. 护理措施：①床单元整洁干燥；②每 2 小时翻身一次；③使用气垫床、海绵垫；④营养支持治疗；⑤尿失禁护理；⑥大便失禁护理；⑦局部减压；⑧其他______

<table>
<tr><th colspan="21">导管评估</th></tr>
<tr><td colspan="6">Ⅰ类导管</td><td colspan="5">Ⅱ类导管</td><td colspan="4">Ⅲ类导管</td><td colspan="2">意识</td><td colspan="2">其他</td><td rowspan="2">总分</td><td rowspan="2">护理措施</td></tr>
<tr><td>胸管</td><td>T管</td><td>口鼻插管</td><td>气管插管</td><td>动静脉插管</td><td>脑室引流管</td><td>引流管</td><td>负压球</td><td>深静脉导管</td><td>三腔管</td><td>造瘘管</td><td>导尿管</td><td>输液管</td><td>胃管</td><td>氧气管</td><td>烦躁</td><td>意识不清</td><td>幼儿</td><td>不配合</td></tr>
<tr><td>3</td><td>3</td><td>3</td><td>3</td><td>3</td><td>3</td><td>2</td><td>2</td><td>2</td><td>2</td><td>2</td><td>1</td><td>1</td><td>1</td><td>1</td><td>4</td><td>3</td><td>2</td><td>2</td><td rowspan="2"></td><td rowspan="2"></td></tr>
<tr><td></td><td></td><td></td><td></td><td></td><td></td><td></td><td></td><td></td><td></td><td></td><td></td><td></td><td></td><td></td><td></td><td></td><td></td><td></td></tr>
</table>

备注：1. 低危险：<5；中危险：5 ~ 10 分；高危险：>10 分。低危险每周评估一次，中危险及以上根据患者实际情况动态评估。

2. 评估项目空白栏内填写分值，“护理措施”使用相应字母或符号表示。

3. 护理措施：①加强固定；②使用约束带；③安全教育；④其他______

续表

跌倒/坠床评估																						
意识状态				使用药物					排便异常		跌倒病史	坠床病史	视觉退化	听觉退化	体位性低血压	眩晕或虚弱	行动障碍	年龄≥65岁	年龄≤6岁	吸毒或酗酒	总分	护理措施
意识丧失	癫痫史	意识混乱	无方向感	镇静药	降压药	降血糖药	利尿剂	泄药	尿频	腹泻												
3				1					1		3		1		2	1	1	1	2	1		

备注：1. 低危险：1 分；中危险：2 分；高危险：≥3 分。中危险每周评估一次，高危险每天评估一次。

2. 评估项目空白栏内填写分值，“护理措施”使用相应字母或符号表示。

3. 护理措施：①使用床栏；②使用约束带；③安全教育；④使用安全警示标识；⑤家属陪伴；⑥巡视；⑦其他______

第二节　意识状态评分表

成人 Glasgow 昏迷评分（GCS）表评定方法：评定睁眼、语言及运动反应（表 11－2－1），三者分值相加表示意识障碍程度，最高 15 分，表示意识清醒，8 分以下为昏迷，最低 3 分，分值越低表明意识障碍越严重（表 11－2－2）。

表 11－2－1　Glasgow 昏迷评分（GCS）

睁眼（E）	最佳言语（V）	最佳运动（M）	分值/分
－	－	遵嘱运动	6
－	有定向力，准确交谈	刺痛定位	5
自动睁眼	定向力障碍，但能交谈	刺痛逃避	4

续表

睁眼（E）	最佳言语（V）	最佳运动（M）	分值/分
呼唤睁眼	用词错误	屈曲（去皮质强直）	3
刺痛睁眼	能发声，但无法理解	过伸（去大脑强直）	2
不能睁眼	不能言语	不能运动	1

表 11－2－2　意识障碍程度

分类	GCS 评分	患者表现
清醒	13～15 分	定向功能好
嗜睡	9～12 分	唤醒后很快入睡
浅昏迷	7～8 分	患者表现意识丧失，给予疼痛刺激后，出现回避动作和痛苦表情；吞咽、咳嗽、角膜和瞳孔对光反射存在，睁眼反应消失或偶见
中昏迷	4～6 分	较浅昏迷重，对疼痛刺激无反应，四肢完全处于瘫痪状态；吞咽、角膜、咳嗽及瞳孔反射明显减弱；腱反射亢进，病理反射阳性
深昏迷	3 分	所有深浅反射消失；患者眼球固定，角膜、瞳孔、吞咽及咳嗽反射等消失，四肢瘫痪，腱反射消失，生命体征明显变化，患者处于濒死状态

第三节　患者疼痛评价量表

一、语言评价量表（VDS）

具体做法：把一条直线等分成五份，0＝无痛，1＝微痛，2－中度疼痛，3＝重度疼痛，4＝剧痛。患者根据自身疼痛程度选择合适的描述。

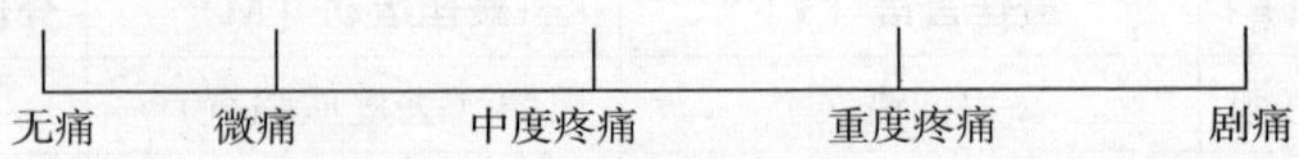

二、视觉模糊评分（VAS）

具体做法：画一条长线（一般长为100mm），线上不应有标记、数字或词语，以免影响评估结果。保证患者理解两个端点的意义非常重要，一端代表无痛，另一端代表剧痛，让患者在线上最能反映自己疼痛程度之处画一交叉线。

无痛　　中度疼痛　　剧痛

三、面部疼痛表情量表（FS－R）

此方法没有特定的文化背景要求及性别要求，适用于任何年龄、各种急慢性疼痛的患者，特别是老人、孩子以及表达能力丧失者。该法最初是为了评估儿童疼痛而设计的，在使用中范围逐步扩大。它由6个脸谱构成从微笑（代表无痛）到最后痛苦的哭泣（代表无法忍受的疼痛）。

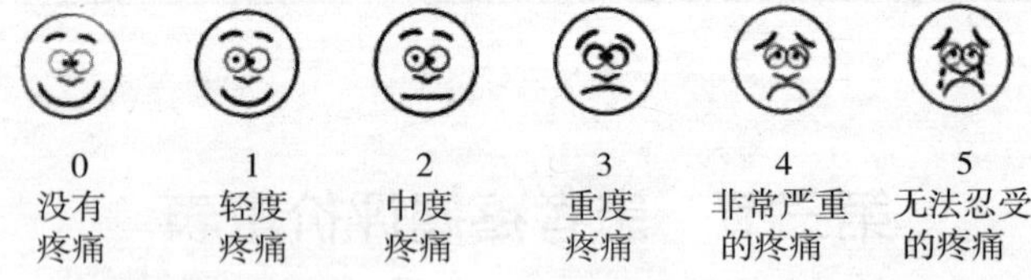

0	1	2	3	4	5
没有疼痛	轻度疼痛	中度疼痛	重度疼痛	非常严重的疼痛	无法忍受的疼痛

四、主诉疼痛分级法（VRS）

让患者根据自身感受说出，即语言描述评分法，这种方法患者容易理解，但不够精确。具体方法是将疼痛划分为4级：①无痛；②轻微疼痛；③中度疼痛；④剧烈疼痛。

0级：无疼痛。

Ⅰ级（轻度）：有疼痛但可忍受，生活正常，睡眠无干扰。

Ⅱ级（中度）：疼痛明显，不能忍受，要求服用镇痛药物，睡眠受干扰。

Ⅲ级（重度）：疼痛剧烈，不能忍受，需用镇痛药物，睡眠受严重干扰，可伴自主神经紊乱或被动体位。

第四节　镇静和镇痛状态评分表

镇静和镇痛状态评估采用 Riker 镇静－躁动评分（SAS）表（表 11－4－1）。

表 11－4－1　Riker 镇静－躁动评分（SAS）的描述、分类及分值

描述	分类	分值/分
对恶性刺激无反应或仅有轻微反应，不能交流及服从指令	不能唤醒	1
对躯体刺激有反应，不能交流及服从指令，有自主运动	非常镇静	2
嗜睡，语言刺激或轻摇可唤醒并能服从简单指令，但又迅速入睡	镇静	3
安静，容易唤醒，服从指令	安静合作	4
焦虑或身体躁动，经言语提示、劝阻可安静	躁动	5
需要保护性束缚并反复语言提示、劝阻，咬气管插管	非常躁动	6
拉拽气管内插管，试图拔除各种导管，翻越床挡，攻击医护人员，在床上辗转挣扎	危险躁动	7

注：恶性刺激指吸痰或用力按压眼眶、胸骨或甲床5秒。

第五节　内分泌科重症患者营养状况评估表

一、BCA 综合营养评定表

见表 11 -5 -1。

表 11 -5 -1　BCA 综合营养评定表

项目 \ 营养状况	轻度营养不良	中度营养不良	重度营养不良
体重	下降 10% ~20%	下降 20% ~40%	下降 >40%
上臂肌围	>80%	60% ~80%	<60%
肱三头肌皮褶厚度	>80%	60% ~80%	<60%
血清白蛋白（g/L）	30 ~35	21 ~30	<21
血清转铁蛋白（g/L）	1.50 ~1.75	1.00 ~1.50	<1.00
肌酐 - 身高指数	>80%	60% ~80%	<60%
淋巴细胞总数	（1.2 ~1.7）$\times 10^9$/L	（0.8 ~1.2）$\times 10^9$/L	<0.8 $\times 10^9$/L
迟发性过敏反应	硬结 <5mm	无反应	无反应
氮平衡（g/24h）	-5 ~ -10	-10 ~ -15	< -15

二、SGA 营养评价表

见表 11－5－2。

表 11－5－2　SGA 营养评价表

指标＼等级	轻度营养不良	中度营养不良	重度营养不良
近期（2 周）体重改变	无/升高	减少 <5%	减少 >5%
饮食改变	无	减少	不进食/低能量流质
胃肠道症状	无/食欲不减	轻微恶心、呕吐	严重恶心、呕吐
活动能力改变	无/减退	能下床活动	卧床
应激反应	无/低度	中度	高度
肌肉消耗	无	轻度	重度
肱三头肌皮褶厚度	正常	轻度减少	重度减少
踝部水肿	无	轻度	重度

第六节　糖尿病足的 Wagner 分级量表

一、糖尿病足的定义

根据世界卫生组织（WHO）定义：糖尿病足是指糖尿病患者由于合并神经病变及各种不同程度末梢血管病变，而导致下肢感染、溃疡形成和/或深部组织的破坏。在临床上，糖尿病患者由于长期受到高血糖的影响，下肢血管硬化、血管壁增厚、弹性下降，血管内容易形成血栓，并集结成斑块，而造成下肢血管闭塞、支端神经损伤，从而造成下肢组织病变。

二、糖尿病足的 Wagner 分级量表

见表 11－6－1。

表 11－6－1　糖尿病足的 Wagner 分级量表

分级	临床表现
0 级	有发生足溃疡危险因素，目前无溃疡
1 级	表面溃疡，临床上无感染
2 级	较深的溃疡，常合并软组织炎，无脓肿或骨的感染
3 级	深度感染，伴有骨组织病变或脓肿
4 级	局限性坏疽（趾、足跟或前足背）
5 级	全足坏疽

第七节　血糖评分量表

一、血糖的定义

血中的葡萄糖称为血糖（Glu）。葡萄糖是人体的重要组成成分，也是能量的重要来源。正常人体每天需要很多的糖来提供能量，为各种组织、脏器的正常运作提供动力。所以血糖必须保持一定的水平才能维持体内各器官和组织的需要。正常人血糖的产生和利用处于动态平衡的状态，这是由于血糖的来源和去路大致相同的结果。

二、血糖的来源

1. 食物消化、吸收。

2. 肝内储存的糖原分解。

3. 脂肪和蛋白质的转化。

三、血糖的去路

1. 氧化转变为能量。

2. 转化为糖原储存于肝脏、肾脏和肌肉中。

3. 转变为脂肪和蛋白质等其他营养成分加以储存；血糖的正常值：3. 9 ~6. 1mmol/L。

四、血糖量表

见表 11 –7 –1。

表 11 –7 –1 血糖量表

问题列表	选项
1. 您最近一次测量空腹血糖是什么时候	
2. 您最近一次空腹血糖：　　mmol/L 餐后 2 小时：　mmol/L，糖化血红蛋白：　%	
3. 您现在口服降糖药物吗?	○是（转到第 7 题） ○否（转到第 6 题）
4. 您现在应用口服降糖药的名称及剂量	
5 您现在应用胰岛素降糖吗?	○是（转到第 6 题） ○否（转到第 7 题）
6. 您现在应用胰岛素的名称和剂量	

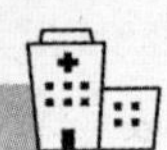
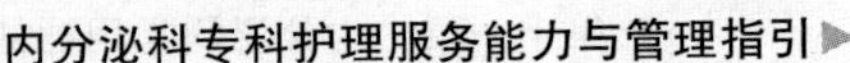

续表

问题列表	选项
7. 您现在出现糖尿病的并发症了吗？（包括视网膜病变、心脏病、脑血管病、糖尿病足、皮肤病变等）	○是（转到第 8 题） ○否（转到第 10 题）
8. 您已经使用药物或者手术干预并发症了吗？	○是○否
9. 您对干预并发症的效果满意吗？	A. 满意 B. 不满意
10. 您现在有进行饮食调理血糖吗？	○是○否
11. 您现在有进行运动调理血糖吗？	○是○否
12. 您现在有进行中药调理血糖吗	○是○否
13. 通过目前干预手段，您血糖的控制情况怎么样呢？	A. 正常范围 B. 时高时低 C. 控制欠佳
14. 您对您的睡眠满意吗？	○满意（转到第 16 题） ○不满意（转到第 15 题）
15. 您觉得睡眠欠佳后对您的血糖有影响吗？	A. 有影响 B. 没有影响 C. 没注意观察
16. 您是否有中药干预的想法？	○是○否
17. 您认为除了以上饮食、运动方面外，还有其他影响吗？	
18. 您还有其他基础疾病吗？	

第八节　糖尿病自我管理知识量表

一、糖尿病的定义

糖尿病是一组以高血糖为特征的代谢性疾病。高血糖则是由于胰岛素分泌缺陷或其生物作用受损，或两者兼有引起。糖尿病时长期存在的高血糖，导致各种组织，特别是眼、肾、心脏、血管、神经的慢性损害、功能障碍。

二、糖尿病自我管理知识量表

见表 11－8－1。

表 11－8－1 糖尿病自我管理知识量表

知识评价量表
（一）糖尿病相关治疗知识
1. 身体里面有一种物质叫胰岛素，这种物质缺乏或作用不足可引起血糖升高为主的一种代谢性疾病，它叫糖尿病，您认为正确吗？
2. 您知道下列哪些人容易得糖尿病吗？
①年龄 45 岁以上，且经常不活动的人
②超重和肥胖的人
③有糖尿病家族史的人
④妊娠糖尿病患者
⑤曾经分娩巨大儿的妇女
⑥高血压患者
⑦心脑血管病变者

续表

知识评价量表
3. 您知道如果糖尿病患者血糖控制不良，可能引起下列哪些疾病吗？
①高血压
②脑卒中（中风）
③冠心病
④糖尿病眼病（眼部病变）
⑤糖尿病神经病变（神经病变）
⑥糖尿病肾病（肾脏病变）
⑦糖尿病足（足部病变）
4. 您知道糖尿病的综合治疗方法包括下列哪些方面吗？
①药物治疗
②饮食治疗
③运动治疗
④血糖监测
⑤健康教育
（二）糖尿病相关饮食知识
1. 糖尿病患者控制饮食的关键是要控制每日饮食总量，您认为正确吗？
2. 糖尿病患者的饮食总量主要是根据年龄、体重、活动量来调整，您认为正确吗？
3. 在饮食总量控制的情况下，少食多餐更有利于糖尿病患者的血糖控制，您认为正确吗？
4. 糖尿病患者每日食用油总量不宜超过 25 克（约 3 调羹），您认为正确吗？
5. 糖尿病患者每天食盐量不超过 6 克（约 2 啤酒瓶盖），您认为正确吗？
6. 糖尿病患者可以随便吃“无糖食品”，您认为正确吗？

续表

知识评价量表
（三）糖尿病相关运动知识
1. 糖尿病患者在制订运动计划前，应咨询医生有关运动的注意事项和禁忌证，您认为正确吗?
2. 您认为下列哪些情况下运动可能危险性大，必须听医生的建议?
①血糖控制较差（空腹血糖 >13. 9mmol/L)
②血压较高（血压 >150/95mmHg)
③严重的糖尿病大血管并发症
④严重的糖尿病眼底病变
⑤严重的糖尿病肾病
⑥心、肺功能不全
3. 糖尿病患者应当坚持每周 5 天以上，每天 30 分钟以上的运动，您认为正确吗?
4. 对于没有运动禁忌证的糖尿病患者，运动强度应达到微微出汗，能正常交谈，您认为正确吗?
5. 您认为糖尿病患者在什么时间运动最合适?
（四）糖尿病相关药物知识
1. 2 型糖尿病患者在口服药治疗效果不好时，应该尽早使用胰岛素，您认为正确吗?
（五）血糖、血压监测知识
1. 糖尿病患者空腹血糖控制良好的标准是 6. 1 ~ 7. 0mmol/L，您认为正确吗?
2. 您是否听说过糖化血红蛋白?
3. 您认为糖尿病患者应该多长时间测量一次糖化血红蛋白?
4. 糖尿病患者合并高血压，一般控制目标为≤130/80mmHg，老年人≤140/90mmHg，您认为正确吗?

续表

知识评价量表
（六）低血糖防治知识
1. 如果糖尿病患者突然感到手抖、心慌、出冷汗，您认为是要发生低血糖的征兆吗？
2. 您认为什么原因可能引起低血糖？
①注射胰岛素过多
②服用药物过量
③进食过少
④运动量过大
3. 如果糖尿病患者出现了低血糖症状，您认为应该怎么办？
①吃几块糖
②喝一杯含糖饮料（如橙汁或可乐）
③严重时及时到医院就诊

第九节　糖尿病自我管理态度评价量表

见表 11 -9 -1。

表 11 -9 -1　糖尿病自我管理态度量表

态度评价量表	（一）管理态度
1. 您相信自己在医生的指导下，能够管理自己的糖尿病吗？	很相信 =1 相信 =2 一般 =3 不相信 =4 很不相信 =5
2. 您认为接受糖尿病健康教育对有效控制糖尿病重要吗？	很重要 =1 重要 =2 一般 =3 不重要 =4 很不重要 =5

续表

态度评价量表	（一）管理态度
3. 您相信自己有足够多的糖尿病知识，能够配合医生选择正确的治疗方法吗？	很相信 =1 相信 =2 一般 =3 不相信 =4 很不相信 =5
4. 您相信自己充分了解自己的病情，能够配合医生选择正确的治疗方法吗？	很相信 =1 相信 =2 一般 =3 不相信 =4 很不相信 =5
5. 您相信自己配合医生，就能执行控制糖尿病的治疗方案吗？	很相信 =1 相信 =2 一般 =3 不相信 =4 很不相信 =5
6. 您相信自己知道在执行治疗方案时，会遇到一些障碍吗？（如选择 4 或 5，跳转到第 8 题）	很相信 =1 相信 =2 一般 =3 不相信 =4 很不相信 =5
7. 您相信自己能够找出办法来克服这些障碍吗？	很相信 =1 相信 =2 一般 =3 不相信 =4 很不相信 =5
8. 您相信自己在需要糖尿病防治方面的帮助时，能够主动寻求帮助吗？	很相信 =1 相信 =2 一般 =3 不相信 =4 很不相信 =5
（二）饮食治疗	
1. 您认为配合医生进行饮食控制重要吗？	很重要 =1 重要 =2 一般 =3 不重要 =4 很不重要 =5
2. 您相信自己能够配合医生进行饮食控制吗？	很相信 =1 相信 =2 一般 =3 不相信 =4 很不相信 =5
（三）运动治疗	
1. 您认为在医生的指导下进行运动锻炼，对血糖控制重要吗？	很重要 =1 重要 =2 一般 =3 不重要 =4 很不重要 =5
2. 您相信自己能够在医生的指导下进行运动锻炼吗？	很相信 =1 相信 =2 一般 =3 不相信 =4 很不相信 =5
（四）药物治疗	
1. 您认为糖尿病患者按照医生的要求用药对血糖控制重要吗？	很重要 =1 重要 =2 一般 =3 不重要 =4 很不重要 =5

续表

态度评价量表	(一) 管理态度
2. 您相信自己能够按照医生的要求服药吗?	很相信=1 相信=2 一般=3 不相信=4 很不相信=5
(五) 血糖监测	
1. 您认为监测血糖对调整治疗方案,控制血糖重要吗?	很重要=1 重要=2 一般=3 不重要=4 很不重要=5
2. 您相信自己能够按照医生的要求监测血糖吗?	很相信=1 相信=2 一般=3 不相信=4 很不相信=5

第十节　糖尿病自我行为管理量表(SDSCA)

见表11-10-1。

表11-10-1　糖尿病自我行为管理量表(SDSCA)

问题列表	天数
1. 在过去7天内,按糖尿病饮食要求合理安排饮食的天数?	0 1 2 3 4 5 6 7
2. 在过去1个月内,每周按糖尿病饮食要求合理安排饮食的平均天数?	0 1 2 3 4 5 6 7
3. 在过去7天内,一天内摄入水果/蔬菜达5种或5种以上的天数?	0 1 2 3 4 5 6 7
4. 在过去7天内,摄入油腻食物或全脂奶制品的天数?	0 1 2 3 4 5 6 7

续表

问题列表	天数
5. 在过去7天内，进行持续时间 >30 分钟的运动情况（包括“散步”）？	0 1 2 3 4 5 6 7
6. 在过去7天内，进行中等强度活动的情况（包括快走、游泳、骑车等）？	0 1 2 3 4 5 6 7
7. 在过去7天内，进行了血糖监测的天数？	0 1 2 3 4 5 6 7
8. 在过去7天内，完成血糖监测次数的天数？ 不清楚血糖监测频率的天数？	0 1 2 3 4 5 6 7 0 1 2 3 4 5 6 7
9. 在过去7天内，仔细检查自己脚部有无问题的天数？	0 1 2 3 4 5 6 7
10. 在过去7天内，检查鞋子内部有无异物、平整、舒适情况的天数？	0 1 2 3 4 5 6 7
11. 在过去7天内，按医生要求正确服用药物或注射胰岛素的天数？	0 1 2 3 4 5 6 7
12. 在过去7天内，您是否吸过烟（只吸一口也计算在内）？ 0）否　1）是，如果是，在过去7天内，您平均一天吸几只烟？__只/天	

第十一节　糖尿病患者生存质量特异性量表

姓名：　　　　年龄：　　　　性别：　　　　文化程度：

婚姻状况：　　　　　　　　职业：

下列问题有关您感觉或经历某些事情的“频繁程度”，根据您近2周的感受，在相应的条目下打√，每题只打一个√。

见表11－11－1。

表11－11－1　糖尿患者生存质量特异性量表

一、糖尿病对生理功能的影响					
1. 总的来讲，糖尿病对您的健康损害有多大？	根本没有损害	有点损害	有损害（中度）	很损害	极度损害
2. 您经常有皮肤瘙痒，肢体麻木、疼痛等身体不舒适的感受吗？	根本没有	偶尔有	有（约一半时间）	经常有	总是有
3. 您是否感觉看东西越来越困难？	根本没有	偶尔有	有（约一半时间）	经常有	总是有
4. 视力的下降对您的日常生活有多大影响？	根本没有影响	有点影响	有影响（中度）	很影响	极影响
5. 身体不适的感觉对您的生活有多大干扰？	根本没有干扰	有点干扰	有干扰（中度）	很干扰	极干扰
6. 你是否感觉听清别人讲话越来越困难？	根本没有	偶尔有	有（约一半时间）	经常有	总是有
7. 听力的下降对您的日常生活有多大影响？	根本没有影响	有点影响	有影响（中度）	很影响	极影响
8. 您是否常感到胸痛、胸闷和心悸吗？	根本没有	偶尔有	有（约一半时间）	经常有	总是有

续表

9. 您是否感到皮肤和脚很容易感染？	根本没有	偶尔有	有（约一半时间）	经常有	总是有
10. 皮肤和脚的感染对您的生活有多大影响？	根本没有影响	有点影响	有影响（中度）	很影响	极影响
11. 您是否觉得对外界事物的反应能力下降了？	根本没有下降	有点下降	下降了（中度）	下降很大	下降极大
12. 您是否感觉饥饿？	根本没有	偶尔有	有（约一半时间）	经常有	总是有
二、心理维度					
1. 糖尿病经常给您的日常生活带来麻烦和不便吗？	根本没有	偶尔有	有（约一半时间）	经常有	总是有
2. 您是否经常想糖尿病对您意味着什么？	根本没有	偶尔有	有（约一半时间）	经常有	总是有
3. 您是否担忧您会突然死去？	根本不担忧	偶尔担忧	担忧（一半时间）	经常担忧	总是担忧
4. 饮食控制是否使您感到烦恼？	根本没烦恼	偶尔烦恼	烦恼（一半时间）	经常烦恼	总是烦恼

续表

5. 定期自测尿糖或到医院检查血糖使您感到麻烦吗?	根本没有	偶尔有	有(约一半时间)	经常有	总是有
6. 您对您目前的治疗效果满意吗?	根本不感到麻烦	偶尔感到麻烦	感到麻烦(约一半时间)	经常感到麻烦	总是感到麻烦
7. 您是否因糖尿病而感到紧张或局促不安?	根本没有	偶尔有	有(约一半时间)	经常有	总是有
8. 您对您目前的治疗效果满意吗?	极满意	很满意	满意(中度)	很不满意	极不满意
9. 您是否相信您能战胜疾病的困扰?	根本不相信	有点相信	相信(中度)	很相信	极相信
三、社会关系维度					
1. 总的来说,糖尿病对您的人际关系是否损害?	根本没有损害	有点损害	有损害(中度)	很损害	极度损害
2. 您是否感到因为患有糖尿病而被人嫌弃?	根本没有	偶尔有	有(约一半时间)	经常有	总是有
3. 糖尿病对您在家里或单位上的地位有影响吗?	根本没有影响	有点影响	有影响(中度)	很影响	极影响
4. 您经常和周围的病友交流有关糖尿病的体验、问题和知识吗?	根本不交流	偶尔交流	交流(约一半时间)	较经常交流	一直交流

四、治疗维持度					
1. 您服药后是否有过敏、恶心等药物不良反应?	根本没有	偶尔有	有（约一半时间）	经常有	总是有
2. 您是否有心悸、头昏和出虚汗等低血糖反应?	根本没有	偶尔有	有（约一半时间）	经常有	总是有
3. 饮食控制对您的生活方式或生活习惯有多大限制?	根本没有限制	有点限制	有限制（中度）	很限制	极限制

第十二章

内分泌科护理质量评价标准

第一节　糖尿病护理质量评价标准

昆明市延安医院

糖尿病护理质量评价标准

监管科室______　监管时间：201 __年__月__日__时　监管人员______责任护士：______					整改时间______	持续监管时间______		
检查项目	检查内容	分值	扣分	监管情况	整改情况	持续改进情况		
						完成	基本完成	未完成
结构（8分）	1. 病房环境整洁、安静	2						
	2. 仪器设备管理规范	2						
	3. 腕带颜色与护理级别一致	2						
	4. 指导患者正确采集标本	2						

续表

<table>
<tr><th rowspan="2">检查项目</th><th colspan="3" rowspan="2">检查内容</th><th rowspan="2">分值</th><th rowspan="2">扣分</th><th rowspan="2">监管情况</th><th rowspan="2">整改情况</th><th colspan="3">持续改进情况</th></tr>
<tr><th>完成</th><th>基本完成</th><th>未完成</th></tr>
<tr><td rowspan="20">过程（87 分）</td><td rowspan="9">1. 住院评估（18 分）</td><td colspan="2">①自理能力评估</td><td>2</td><td></td><td></td><td></td><td></td><td></td><td></td></tr>
<tr><td colspan="2">②压疮评估/皮肤情况评估</td><td>2</td><td></td><td></td><td></td><td></td><td></td><td></td></tr>
<tr><td colspan="2">③跌倒/坠床风险评估</td><td>2</td><td></td><td></td><td></td><td></td><td></td><td></td></tr>
<tr><td colspan="2">④管路滑脱风险评估</td><td>2</td><td></td><td></td><td></td><td></td><td></td><td></td></tr>
<tr><td colspan="2">⑤心理/睡眠评估</td><td>2</td><td></td><td></td><td></td><td></td><td></td><td></td></tr>
<tr><td rowspan="4">⑥专科评估</td><td>生命体征变化观察及处置</td><td>2</td><td></td><td></td><td></td><td></td><td></td><td></td></tr>
<tr><td>按需吸氧，监测血氧饱和度变化</td><td>2</td><td></td><td></td><td></td><td></td><td></td><td></td></tr>
<tr><td>尿酮、尿糖的评估</td><td>2</td><td></td><td></td><td></td><td></td><td></td><td></td></tr>
<tr><td>血糖的监测</td><td>2</td><td></td><td></td><td></td><td></td><td></td><td></td></tr>
<tr><td rowspan="11">2. 专科护理常规（50 分）</td><td rowspan="5">（1）安全注射胰岛素</td><td>胰岛素的保存方法</td><td>2</td><td></td><td></td><td></td><td></td><td></td><td></td></tr>
<tr><td>注射部位的评估</td><td>3</td><td></td><td></td><td></td><td></td><td></td><td></td></tr>
<tr><td>注射部位的选择</td><td>3</td><td></td><td></td><td></td><td></td><td></td><td></td></tr>
<tr><td>注射后停留时间</td><td>3</td><td></td><td></td><td></td><td></td><td></td><td></td></tr>
<tr><td>胰岛素注射后的进餐时间</td><td>2</td><td></td><td></td><td></td><td></td><td></td><td></td></tr>
<tr><td rowspan="4">（2）血糖仪管理</td><td>血糖仪显示的代码与试纸一致</td><td>2</td><td></td><td></td><td></td><td></td><td></td><td></td></tr>
<tr><td>测量部位：指尖两侧</td><td>2</td><td></td><td></td><td></td><td></td><td></td><td></td></tr>
<tr><td>严禁在肢体水肿、感染部位测量</td><td>2</td><td></td><td></td><td></td><td></td><td></td><td></td></tr>
<tr><td>消毒皮肤用 75% 酒精，试纸空气暴露 <2 分钟，使用一次性采血针，结果告知患者</td><td>3</td><td></td><td></td><td></td><td></td><td></td><td></td></tr>
</table>

续表

检查项目	检查内容			分值	扣分	监管情况	整改情况	持续改进情况		
								完成	基本完成	未完成
		（3）预防低血糖	患者知晓低血糖的症状	2						
			患者随身携带糖果、饼干等食物	2						
			患者知晓低血糖的预防措施	2						
		（4）预防糖尿病足	知晓足部的保护方法	2						
			掌握足浴的水温	2						
			患者掌握足部的检查方法	2						
			伤口敷料的观察	2						
		（5）用药护理	掌握各种降糖药的服用时间、方法	2						
			知晓服药后的进餐时间	2						
		（6）皮肤护理	夯实基础护理	2						
			监测血糖，使用正确的降糖药物	2						
			指导患者功能锻炼	2						
			根据压疮评分表落实护理措施	2						
			严格床旁交接班	2						
	3. 出院指导（8分）	规范监测血糖		2						
		规范注射胰岛素		2						
		预防低血糖发生		2						
		预防糖尿病足		2						

续表

检查项目		检查内容	分值	扣分	监管情况	整改情况	持续改进情况		
							完成	基本完成	未完成
	4. 护理记录（2分）	记录及时、准确，无涂改、无空项	2						
	5. 感染控制（9分）	手卫生落实	3						
		垃圾分类处置	3						
		多耐患者处置	3						
结果（5分）	患者结局	无相关并发症发生	5						
总分			100		总得分____分	护士长签名______	监管人员签名______		

第二节　糖尿病酮症酸中毒护理质量评价标准

昆明市延安医院

糖尿病酮症酸中毒护理质量评价标准

监管科室______ 监管时间：201__年__月__日__时 监管人员______责任护士：______ 整改时间______ 持续监管时间______

检查项目	检查内容			分值	扣分	监管情况	整改情况	持续改进情况		
								完成	基本完成	未完成
结构（8分）	1. 病房环境整洁、安静			2						
	2. 仪器设备管理规范			2						
	3. 腕带颜色与护理级别一致			2						
	4. 指导患者正确采集标本			2						
过程（87分）	1. 住院评估（10分）	①自理能力评估		2						
		②压疮评估/皮肤情况评估		2						
		③跌倒/坠床风险评估		2						
		④管路滑脱风险评估		2						
		⑤心理/睡眠评估		2						
	2. 专科护理常规（64分）	（1）神经系统	生命体征变化观察及处置	2						
			观察意识、瞳孔	2						
			高热的处理	3						
			观察肢体活动情况，肌力的情况	3						

续表

检查项目	检查内容			分值	扣分	监管情况	整改情况	持续改进情况		
								完成	基本完成	未完成
			躁动的处理与安全保护	2						
			中枢性高热的观察及处置	2						
		（2）循环系统	严密监测心率、血压变化	2						
			休克的观察与处理	2						
			开通静脉通道，遵医嘱补液	2						
		（3）呼吸系统	按需吸痰，严格执行吸痰操作规程	2						
			做好气道湿化，规范雾化吸入	2						
			按操作规程采集动脉血气分析，标本及时送检	2						
		（4）消化系统	及早行营养支持，必要时留置胃管	2						
			呕吐及腹泻症状的观察及处置	2						
			大便性状、颜色、量的观察及处置	2						
		（5）泌尿系统	必要时留置导尿管，预防泌尿系统感染	2						
			尿量、尿色的观察及处置	2						
			尿酮、尿糖的观察	2						

续表

检查项目	检查内容			分值	扣分	监管情况	整改情况	持续改进情况		
								完成	基本完成	未完成
		(6)管道护理	静脉留置针固定稳妥，标识清楚	2						
			鼻饲的体位与观察	2						
			尿管固定稳妥、引流通畅	2						
		(7)用药护理	正确抽取胰岛素及其它高危药品，双人核对	2						
			遵医嘱调节补液速度	2						
			定时巡视，双人签名	2						
			遵医嘱监测血糖，调整用药	2						
			特殊用药的观察与记录	2						
		(8)仪器管理	正确使用心电监护仪，合理设置报警线	1						
			规范使用输液泵、微量泵，及时处理报警	1						
		(9)皮肤护理	夯实基础护理	2						
			监测血糖，使用正确的降糖药物	2						
			根据压疮评分表落实护理措施	2						
			严格床旁交接班	2						

续表

检查项目	检查内容		分值	扣分	监管情况	整改情况	持续改进情况		
							完成	基本完成	未完成
	3. 出院指导（8 分）	规范监测血糖	2						
		规范胰岛素注射	2						
		预防低血糖发生	2						
		预防感染	2						
	4. 护理记录（2 分）	记录及时、准确，无涂改、无空项	2						
	5. 感染控制（3 分）	手卫生落实	1						
		垃圾分类处置	1						
		多耐患者处置	1						
结果（5 分）	患者结局	无相关并发症发生	5						
总分			100		总得分____分	护士长签名____	监管人员签名____		

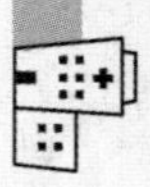

第三节　糖尿病足护理质量评价标准

昆明市延安医院

糖尿病足护理质量评价标准

<table>
<tr><td colspan="6">监管科室______　监管时间：201__年__月__日__时　监管人员______责任护士：______</td><td>整改时间______</td><td colspan="3">持续监管时间______</td></tr>
<tr><td rowspan="2">检查项目</td><td rowspan="2" colspan="3">检查内容</td><td rowspan="2">分值</td><td rowspan="2">扣分</td><td rowspan="2">监管情况</td><td rowspan="2">整改情况</td><td colspan="3">持续改进情况</td></tr>
<tr><td>完成</td><td>基本完成</td><td>未完成</td></tr>
<tr><td rowspan="4">结构（8分）</td><td colspan="3">1. 病房环境整洁、安静</td><td>2</td><td></td><td></td><td></td><td></td><td></td><td></td></tr>
<tr><td colspan="3">2. 仪器设备管理规范</td><td>2</td><td></td><td></td><td></td><td></td><td></td><td></td></tr>
<tr><td colspan="3">3. 腕带颜色与护理级别一致</td><td>2</td><td></td><td></td><td></td><td></td><td></td><td></td></tr>
<tr><td colspan="3">4. 指导患者正确采集标本</td><td>2</td><td></td><td></td><td></td><td></td><td></td><td></td></tr>
<tr><td rowspan="8">过程（87分）</td><td rowspan="5">1. 住院评估（10分）</td><td colspan="2">①自理能力评估</td><td>2</td><td></td><td></td><td></td><td></td><td></td><td></td></tr>
<tr><td colspan="2">②压疮评估/皮肤情况评估</td><td>2</td><td></td><td></td><td></td><td></td><td></td><td></td></tr>
<tr><td colspan="2">③跌倒/坠床风险评估</td><td>2</td><td></td><td></td><td></td><td></td><td></td><td></td></tr>
<tr><td colspan="2">④管路滑脱风险评估</td><td>2</td><td></td><td></td><td></td><td></td><td></td><td></td></tr>
<tr><td colspan="2">⑤心理/睡眠评估</td><td>2</td><td></td><td></td><td></td><td></td><td></td><td></td></tr>
<tr><td rowspan="3">2. 专科护理常规（66分）</td><td rowspan="3">（1）神经系统</td><td>生命体征变化观察</td><td>2</td><td></td><td></td><td></td><td></td><td></td><td></td></tr>
<tr><td>高热的处理</td><td>2</td><td></td><td></td><td></td><td></td><td></td><td></td></tr>
<tr><td>观察肢体活动情况、肌力的情况</td><td>2</td><td></td><td></td><td></td><td></td><td></td><td></td></tr>
</table>

续表

检查项目	检查内容			分值	扣分	监管情况	整改情况	持续改进情况		
								完成	基本完成	未完成
			痛觉的评估	2						
		（2）循环系统	严密监测心率、血压变化	2						
			开通静脉通道，禁止在下肢进行静脉穿刺和输液	3						
			按需吸氧，监测血氧饱和度变化	2						
			足背动脉搏动情况	3						
			患肢皮温的观察	2						
			下肢水肿的观察与处理	3						
		（3）泌尿系统	尿酮、尿糖的观察	2						
			尿量、尿色的观察及处置	2						
			准确记录出入量	2						
		（4）皮肤护理	正确留置伤口分泌物培养	2						
			患肢伤口颜色、渗出液、气味的观察	2						
			伤口定时换药	3						
			保持皮肤清洁、床单元整洁	2						
			抬高患肢，减轻水肿	2						
			根据压疮评分表落实护理措施	2						
			指导患者功能锻炼	2						

续表

检查项目	检查内容			分值	扣分	监管情况	整改情况	持续改进情况		
								完成	基本完成	未完成
		(5)用药护理	合理使用止痛药物	2						
			使用利尿剂后的评价	2						
			胰岛素的保存方法	2						
			注射部位的评估	2						
			注射部位的选择	2						
			注射后停留时间	2						
			胰岛素注射后的进餐时间	2						
		(6)健康宣教	患者/家属知晓足部的保护方法	2						
			患者掌握足浴的水温	2						
			患者掌握足部的检查方法	2						
			患者知晓鞋袜的选择	2						
	3. 护理记录(2分)	记录及时、准确，无涂改、无空项		2						
	4. 感染控制(9分)	手卫生落实		3						
		垃圾分类处置		3						
		多耐患者处置		3						
结果(5分)	患者结局	无相关并发症发生		5						
总分				100		总得分____分	护士长签名______	监管人员签名______		

第四节　低血糖症护理质量评价标准

昆明市延安医院

低血糖护理质量评价标准

监管科室______　监管时间：201__年__月__日__时　监管人员______责任护士：______						整改时间______	持续监管时间______		
检查项目	检查内容			分值	扣分	监管情况	整改情况	持续改进情况		
								完成	基本完成	未完成
结构（8分）	1. 病房环境整洁、安静			2						
	2. 仪器设备管理规范			2						
	3. 腕带颜色与护理级别一致			2						
	4. 指导患者正确采集标本			2						
过程（87分）	1. 入院评估（18分）	①自理能力评估		2						
		②压疮评估/皮肤情况评估		2						
		③跌倒/坠床风险评估		2						
		④管路滑脱风险评估		2						
		⑤心理/睡眠评估		2						
		⑥专科评估	生命体征变化观察及处置	2						
			意识状态评估	2						
			血糖的监测	2						
			心率的监测	2						

续表

检查项目	检查内容		分值	扣分	监管情况	整改情况	持续改进情况		
							完成	基本完成	未完成
2. 专科护理（58 分）	（1）安全注射胰岛素	胰岛素的保存方法	2						
		注射部位的评估	2						
		注射部位的选择	2						
		注射后停留时间	2						
		胰岛素注射后的进餐时间	2						
	（2）低血糖的处理	清醒患者口服 15 ~20g 含糖食物	3						
		昏迷患者开通静脉通路	3						
		双人核对后遵医嘱用药	2						
		每 15 分钟监测血糖	2						
		昏迷者清醒后按医嘱用药、监测血糖	2						
		特殊用药后的评价	2						
	（3）预防低血糖	知晓低血糖的症状	2						
		随身携带糖果、饼干等食物	2						
		知晓低血糖的预防措施	2						
	（4）用药护理	掌握各种降糖药的服用时间、方法	2						
		知晓服药后的进餐时间	2						

续表

检查项目	检查内容			分值	扣分	监管情况	整改情况	持续改进情况		
								完成	基本完成	未完成
		（5）合理饮食	知晓不同食物对血糖的影响	2						
			学会分配餐次，合理进餐	2						
			血糖控制在适当的范围	2						
			避免空腹饮酒	2						
		（6）合理运动	知晓运动方法	2						
			运动前监测血糖	2						
			不可空腹锻炼	2						
		（7）皮肤护理	夯实基础护理	2						
			定时协助翻身	2						
			指导患者功能锻炼	2						
			根据压疮评分表落实护理措施	2						
			严格床旁交接班	2						
	3. 护理记录（2 分）	记录及时、准确、无涂改、无空项		2						
	4. 感染控制（9 分）	手卫生落实		3						
		垃圾分类处置		3						
		多耐患者处置		3						
结果（5 分）	患者结局	无相关并发症发生		5						
总分				100		总得分____分	护士长签名______	监管人员签名______		

第五节 甲状腺功能亢进症护理质量评价标准

昆明市延安医院

甲状腺功能亢进症护理质量评价标准

监管科室____ 监管时间：201 __年__月__日__时 监管人员____ 责任护士：____						整改时间____	持续监管时间____		
检查项目	检查内容			分值	扣分	监管情况	整改情况	持续改进情况		
								完成	基本完成	未完成
结构（8分）	1. 病房环境整洁、安静			2						
	2. 仪器设备管理规范			2						
	3. 腕带颜色与护理级别一致			2						
	4. 指导患者正确采集标本			2						
过程（87分）	1. 住院评估（10分）	①自理能力评估		2						
		②压疮评估/皮肤情况评估		2						
		③跌倒/坠床风险评估		2						
		④管路滑脱风险评估		2						
		⑤心理/睡眠评估		2						
	2. 专科护理常规（57分）	（1）神经系统	生命体征变化观察	2						
			意识、瞳孔的观察	2						
			突眼加重的观察	3						
			高热的处置	3						

续表

检查项目	检查内容		分值	扣分	监管情况	整改情况	持续改进情况		
							完成	基本完成	未完成
		言语功能的观察	2						
		甲亢危象的观察与处置	2						
	（2）循环系统	血压、脉压的观察	2						
		监测心率的变化	2						
		基础代谢率的评估	2						
		监测体重变化	2						
		快速建立静脉通路，遵医嘱补液	3						
		维持电解质平衡，使用特殊药物的效果评价	2						
	（3）呼吸系统	按需吸氧，监测血氧饱和度变化	2						
		鼻饲者预防误吸	2						
	（4）消化系统	呕吐时的体位与处理	2						
		腹痛、腹胀的观察与处理	2						
		大便性状的观察，发生腹泻的处理	2						
	（5）泌尿系统	出入量平衡	2						
		尿量、尿色的观察及处置	2						

续表

检查项目	检查内容			分值	扣分	监管情况	整改情况	持续改进情况		
								完成	基本完成	未完成
		（6）用药护理	掌握甲巯咪唑、β 受体阻滞剂的服用时间、用量及用法	2						
			避免使用含碘消毒剂	2						
			观察药物副作用	2						
		（7）皮肤护理	夯实基础护理	2						
			观察皮肤弹性，了解脱水情况	2						
			落实突眼保护措施	2						
			根据压疮评分表落实护理措施	2						
			严格床旁交接班	2						
	3. 出院指导（8分）	学会监测心率		2						
		知晓甲亢的诱因		2						
		保持环境安静，避免一切刺激		2						
		定期监测血常规、血生化、甲状腺素水平		2						
	4. 护理记录（3分）	记录及时、准确，无涂改、无空项		3						
	5. 感染控制（9分）	手卫生落实		3						
		垃圾分类处置		3						
		多耐患者处置		3						
结果（5分）	患者结局	无相关并发症发生		5						
总分				100		总得分____分 护士长签名______		监管人员签名______		

第六节　甲亢危象护理质量评价标准

昆明市延安医院

甲状腺危象护理质量评价标准

监管科室______　监管时间：201＿年＿月＿日＿时　监管人员______责任护士：______　整改时间______　持续监管时间______

检查项目	检查内容			分值	扣分	监管情况	整改情况	持续改进情况		
								完成	基本完成	未完成
结构（8分）	1. 病房环境整洁、安静			2						
	2. 仪器设备管理规范			2						
	3. 腕带颜色与护理级别一致			2						
	4. 指导患者正确采集标本			2						
过程（87分）	1. 住院评估（10分）	①自理能力评估		2						
		②压疮评估/皮肤情况评估		2						
		③跌倒/坠床风险评估		2						
		④管路滑脱风险评估		2						
		⑤心理/睡眠评估		2						
	2. 专科护理常规（61分）	（1）神经系统	生命体征变化观察	2						
			意识、瞳孔的观察	2						
			高热的处置	2						
			言语功能的观察	2						

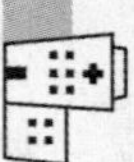

续表

检查项目	检查内容			分值	扣分	监管情况	整改情况	持续改进情况		
								完成	基本完成	未完成
			躁动的护理	2						
			昏迷的处理	2						
			突眼加重的观察	2						
		（2）循环系统	血压、脉压的观察	2						
			监测心率的变化	2						
			基础代谢率的评估	2						
			监测体重变化	2						
			快速建立静脉通路，遵医嘱补液	3						
			维持电解质平衡，使用特殊药物的效果评价	2						
		（3）呼吸系统	按需吸氧，监测血氧饱和度变化	2						
			必要时气管插管	2						
			鼻饲者预防误吸	2						
		（4）消化系统	呕吐时的体位与处理	2						
			腹痛、腹胀的观察与处理	2						
			大便性状的观察，发生腹泻的处理	2						
		（5）泌尿系统	出入量平衡	2						
			尿量、尿色的观察及处置	2						

续表

检查项目			检查内容	分值	扣分	监管情况	整改情况	持续改进情况		
								完成	基本完成	未完成
		(6) 用药护理	掌握甲巯咪唑、β 受体阻滞剂的服用时间、用量及用法	2						
			避免使用含碘消毒剂	2						
			观察药物副作用	2						
		(7) 皮肤护理	夯实基础护理	2						
			观察皮肤弹性，了解脱水情况	2						
			落实突眼保护措施	2						
			腹泻者加强肛周护理	2						
			根据压疮评分表落实护理措施	2						
			严格床旁交接班	2						
	3. 出院指导（8 分）		学会监测心率	2						
			知晓甲状腺危象的诱因	2						
			保持环境安静，避免一切刺激	2						
			定期监测血常规、血生化、甲状腺素水平	2						
	4. 护理记录（2 分）		记录及时、准确、无涂改、无空项	2						
	5. 感染控制（6 分）		手卫生落实	2						
			垃圾分类处置	2						
			多耐患者处置	2						
结果（5 分）	患者结局		无相关并发症发生	5						
总分				100		总得分____分 护士长签名______		监管人员签名______		

第七节　甲状腺功能减退症护理质量评价标准

昆明市延安医院

甲状腺功能减退症护理质量评价标准

监管科室______　监管时间：201__年__月__日__时　监管人员______　责任护士：______　整改时间______　持续监管时间______

检查项目	检查内容			分值	扣分	监管情况	整改情况	持续改进情况		
								完成	基本完成	未完成
结构（8分）	1. 病房环境整洁、安静			2						
	2. 仪器设备管理规范			2						
	3. 腕带颜色与护理级别一致			2						
	4. 指导患者正确采集标本			2						
过程（87分）	1. 住院评估（10分）	①自理能力评估		2						
		②压疮评估/皮肤情况评估		2						
		③跌倒/坠床风险评估		2						
		④管路滑脱风险评估		2						
		⑤心理/睡眠评估		2						
	2. 专科护理常规（61分）	（1）神经系统	生命体征变化观察	2						
			意识、瞳孔的观察	2						
			癫痫的评估	3						
			低热的观察及处置	3						

续表

检查项目		检查内容		分值	扣分	监管情况	整改情况	持续改进情况		
								完成	基本完成	未完成
			言语功能的观察	2						
			肢体活动情况	2						
			抽搐的处理	3						
		(2) 循环系统	严密监测血压变化	2						
			监测心率的变化	2						
			休克的观察及处置	3						
			眼睑水肿的观察	3						
			建立静脉通道、遵医嘱用药	3						
			使用特殊药物的效果评价	3						
		(3) 呼吸系统	按需吸氧，监测血氧饱和度变化	2						
			识别 CO_2 麻醉，必要时气管插管	2						
		(4) 消化系统	腹胀症状的观察与处理	2						
			大便性状的观察，发生便秘的处理	2						
		(5) 泌尿系统	出入量平衡	2						
			尿量、尿色的观察及处置	2						

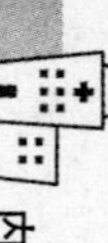

续表

检查项目	检查内容			分值	扣分	监管情况	整改情况	持续改进情况		
								完成	基本完成	未完成
		（6）用药护理	知晓甲状腺素的用法、用量	2						
			不可随意停药	2						
			观察药物副作用	2						
		（7）皮肤护理	夯实基础护理	2						
			定时协助翻身	2						
			指导患者适当锻炼	2						
			根据压疮评分表落实护理措施	2						
			严格床旁交接班	2						
	3. 出院指导（4分）	学会监测心率		2						
		定期监测血常规、血生化、甲状腺素水平		2						
	4. 护理记录（3分）	记录及时、准确、无涂改、无空项		3						
	5. 感染控制（9分）	手卫生落实		3						
		垃圾分类处置		3						
		多耐患者处置		3						
结果（5分）	患者结局	无相关并发症发生		5						
总分				100		总得分____分　护士长签名______		监管人员签名______		

第八节　亚急性甲状腺炎护理质量评价标准

昆明市延安医院

亚急性甲状腺炎护理质量评价标准

<table>
<tr><td colspan="6">监管科室______　监管时间：201 __年__月__日__时　监管人员______责任护士：______</td><td>整改时间______</td><td colspan="3">持续监管时间______</td></tr>
<tr><td rowspan="2">检查项目</td><td rowspan="2" colspan="3">检查内容</td><td rowspan="2">分值</td><td rowspan="2">扣分</td><td rowspan="2">监管情况</td><td rowspan="2">整改情况</td><td colspan="3">持续改进情况</td></tr>
<tr><td>完成</td><td>基本完成</td><td>未完成</td></tr>
<tr><td rowspan="4">结构（8 分）</td><td colspan="3">1. 病房环境整洁、安静</td><td>2</td><td></td><td></td><td></td><td></td><td></td><td></td></tr>
<tr><td colspan="3">2. 仪器设备管理规范</td><td>2</td><td></td><td></td><td></td><td></td><td></td><td></td></tr>
<tr><td colspan="3">3. 腕带颜色与护理级别一致</td><td>2</td><td></td><td></td><td></td><td></td><td></td><td></td></tr>
<tr><td colspan="3">4. 指导患者正确采集标本</td><td>2</td><td></td><td></td><td></td><td></td><td></td><td></td></tr>
<tr><td rowspan="9">过程（87 分）</td><td rowspan="5">1. 住院评估（10 分）</td><td colspan="2">①自理能力评估</td><td>2</td><td></td><td></td><td></td><td></td><td></td><td></td></tr>
<tr><td colspan="2">②压疮评估/皮肤情况评估</td><td>2</td><td></td><td></td><td></td><td></td><td></td><td></td></tr>
<tr><td colspan="2">③跌倒/坠床风险评估</td><td>2</td><td></td><td></td><td></td><td></td><td></td><td></td></tr>
<tr><td colspan="2">④管路滑脱风险评估</td><td>2</td><td></td><td></td><td></td><td></td><td></td><td></td></tr>
<tr><td colspan="2">⑤心理/睡眠评估</td><td>2</td><td></td><td></td><td></td><td></td><td></td><td></td></tr>
<tr><td rowspan="4">2. 专科护理常规（61 分）</td><td rowspan="4">（1）神经系统</td><td>生命体征变化观察</td><td>2</td><td></td><td></td><td></td><td></td><td></td><td></td></tr>
<tr><td>意识、瞳孔的观察</td><td>2</td><td></td><td></td><td></td><td></td><td></td><td></td></tr>
<tr><td>颈部肿胀情况</td><td>3</td><td></td><td></td><td></td><td></td><td></td><td></td></tr>
<tr><td>疼痛部位、性质、间隔时间</td><td>3</td><td></td><td></td><td></td><td></td><td></td><td></td></tr>
</table>

续表

检查项目		检查内容	分值	扣分	监管情况	整改情况	持续改进情况		
							完成	基本完成	未完成
		患者肢体活动情况	2						
		高热的处理	2						
		躁动患者的护理	3						
	（2）循环系统	严密监测血压变化	2						
		监测心率的变化	2						
		休克的观察及处置	3						
		甲状腺激素水平	3						
		建立静脉通道、遵医嘱用药	3						
		使用特殊药物的效果评价	3						
	（3）呼吸系统	按需吸氧，监测血氧饱和度变化	2						
		注意保暖，预防感冒	2						
	（4）消化系统	腹胀症状的观察与处理	2						
		大便性状的观察，发生便秘的处理	2						
	（5）泌尿系统	出入量平衡	2						
		尿量、尿色的观察及处置	2						

续表

检查项目	检查内容			分值	扣分	监管情况	整改情况	持续改进情况		
								完成	基本完成	未完成
		（6）用药护理	颈部疼痛处置及治疗效果评价	2						
			甲状腺肿胀的情况	2						
			观察药物副作用	2						
		（7）皮肤护理	夯实基础护理	2						
			定时协助翻身	2						
			指导患者适当锻炼	2						
			根据压疮评分表落实护理措施	2						
			严格床旁交接班	2						
	3. 出院指导（4分）	学会监测心率		2						
		定期监测血常规、血生化、甲状腺素水平		2						
	4. 护理记录（3分）	记录及时、准确、无涂改、无空项		3						
	5. 感染控制（9分）	手卫生落实		3						
		垃圾分类处置		3						
		多耐患者处置		3						
结果（5分）	患者结局	无相关并发症发生		5						
总分						总得分____分 护士长签名______		监管人员签名______		

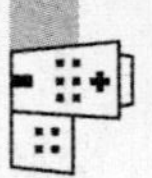

第九节　痛风护理质量评价标准

昆明市延安医院

痛风护理质量评价标准

监管科室______　监管时间：201__年__月__日__时　监管人员______责任护士：______　整改时间______　持续监管时间______

检查项目	检查内容			分值	扣分	监管情况	整改情况	持续改进情况		
								完成	基本完成	未完成
结构（8分）	1. 病房环境整洁、安静			2						
	2. 仪器设备管理规范			2						
	3. 腕带颜色与护理级别一致			2						
	4. 指导患者正确采集标本			2						
过程（87分）	1. 住院评估（10分）	①自理能力评估		2						
		②压疮评估/皮肤情况评估		2						
		③跌倒/坠床风险评估		2						
		④管路滑脱风险评估		2						
		⑤心理/睡眠评估		2						
	2. 专科护理常规（61分）	（1）神经系统	生命体征变化观察	2						
			意识、瞳孔的观察	2						
			患者肢体活动情况	3						
			疼痛部位、性质、间隔时间	3						

续表

检查项目	检查内容			分值	扣分	监管情况	整改情况	持续改进情况		
								完成	基本完成	未完成
			肌力的评估	2						
			高热的处理	2						
			精神、情绪的评估	3						
		(2)循环系统	监测血压变化	2						
			监测心率的变化	2						
			休克的观察及处置	3						
			皮温、末梢循环情况	3						
			建立静脉通道、遵医嘱用药	3						
			使用特殊药物的效果评价	3						
		(3)呼吸系统	按需吸氧，监测血氧饱和度变化	2						
			注意保暖，预防感冒	2						
		(4)消化系统	腹胀症状的观察与处理	2						
			大便性状的观察，发生便秘的处理	2						
		(5)泌尿系统	出入量平衡	2						
			尿量、尿色的观察及处置	2						

续表

检查项目	检查内容			分值	扣分	监管情况	整改情况	持续改进情况		
								完成	基本完成	未完成
		(6)用药护理	疼痛处置及治疗效果评价	2						
			监测血尿酸值的变化	2						
			观察药物副作用	2						
		(7)皮肤护理	夯实基础护理	2						
			痛风关节局部处置及治疗效果评价	2						
			康复功能锻炼	2						
			根据压疮评分表落实护理措施	2						
			严格床旁交接班	2						
	3. 出院指导(4分)	学会监测心率		2						
		定期监测血常规、血生化、甲状腺素水平		2						
	4. 护理记录(3分)	记录及时、准确、无涂改、无空项		3						
	5. 感染控制(9分)	手卫生落实		3						
		垃圾分类处置		3						
		多耐患者处置		3						
结果(5分)	患者结局	无相关并发症发生		5						
总分						总得分____分 护士长签名______		监管人员签名______		

第十节　肥胖症护理质量评价标准

昆明市延安医院

肥胖症护理质量评价标准

监管科室______　监管时间：201 __年__月__日__时　监管人员______责任护士：______　整改时间______　持续监管时间______

检查项目	检查内容		分值	扣分	监管情况	整改情况	持续改进情况		
							完成	基本完成	未完成
结构（8分）	1. 病房环境整洁、安静		2						
	2. 仪器设备管理规范		2						
	3. 腕带颜色与护理级别一致		2						
	4. 指导患者正确采集标本		2						
过程（87分）	1. 住院评估（10分）	①自理能力评估	2						
		②压疮评估/皮肤情况评估	2						
		③跌倒/坠床风险评估	2						
		④管路滑脱风险评估	2						
		⑤心理/睡眠评估	2						

续表

监管科室______ 监管时间：201 __年__月__日__时 监管人员______责任护士：______ 整改时间______ 持续监管时间______

检查项目			检查内容	分值	扣分	监管情况	整改情况	持续改进情况		
								完成	基本完成	未完成
	2. 专科护理常规（57 分）	（1）神经系统	生命体征变化观察	2						
			意识、瞳孔的观察	2						
			肢体活动度的评估	3						
			行走能力评估	3						
			体重指数评分	2						
			患者安全保护	2						
		（2）循环系统	监测血压的变化	2						
			监测心率的变化	2						
			基础代谢率的评估	2						
			监测体重变化	2						
			快速建立静脉通路，遵医嘱用药	3						
			维持电解质平衡，使用特殊药物的效果评价	2						

续表

监管科室______ 监管时间：201__年__月__日__时 监管人员______责任护士：______							整改时间______	持续监管时间______		
检查项目		检查内容		分值	扣分	监管情况	整改情况	持续改进情况		
								完成	基本完成	未完成
		(3) 呼吸系统	按需吸氧，监测血氧饱和度	2						
			误吸的处置	2						
		(4) 消化系统	评估营养状况	2						
			腹痛、腹胀的观察与处理	2						
			体重的监测	2						
		(5) 泌尿系统	出入量平衡	2						
			尿量、尿色的观察及处置	2						
		(6) 用药护理	掌握减肥药的服用时间、用量及用法	2						
			避免使用含碘消毒剂	2						
			体重指标的监测评价	2						
		(7) 皮肤护理	夯实基础护理	2						
			观察皮肤弹性，了解脱水情况	2						
			视野缺少的保护措施	2						
			根据压疮评分表落实护理措施	2						
			严格床旁交接班	2						

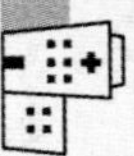

续表

监管科室______ 监管时间：201 __年__月__日__时 监管人员______ 责任护士：______						整改时间______	持续监管时间______		
检查项目		检查内容	分值	扣分	监管情况	整改情况	持续改进情况		
							完成	基本完成	未完成
	3. 出院指导（8分）	学会监测心率	2						
		甘油三酯的监测	2						
		保持环境安静，避免一切刺激	2						
		定期监测体重指数，加强运动锻炼	2						
	4. 护理记录（3分）	记录及时、准确，无涂改、无空项	3						
	5. 感染控制（9分）	手卫生落实	3						
		垃圾分类处置	3						
		多耐患者处置	3						
结果（5分）	患者结局	无相关并发症发生	5						
总　分				护士长签名			监管人员签名		

第十一节　骨质疏松症护理质量评价标准

昆明市延安医院

骨质疏松护理质量评价标准

监管科室______　监管时间：201 __年__月__日__时　监管人员______责任护士：______　整改时间______　持续监管时间______

检查项目	检查内容		分值	扣分	监管情况	整改情况	持续改进情况		
							完成	基本完成	未完成
结构（8分）	1. 病房环境整洁、安静		2						
	2. 仪器设备管理规范		2						
	3. 腕带颜色与护理级别一致		2						
	4. 指导患者正确采集标本		2						
过程（87分）	1. 住院评估（10分）	①自理能力评估	2						
		②压疮评估/皮肤情况评估	2						
		③跌倒/坠床风险评估	2						
		④管路滑脱风险评估	2						
		⑤心理/睡眠评估	2						

续表

监管科室______ 监管时间：201 __年__月__日__时 监管人员______责任护士：______						整改时间______	持续监管时间______		
检查项目	检查内容			分值	扣分	监管情况	整改情况	持续改进情况		
								完成	基本完成	未完成
	2. 专科护理常规（61分）	（1）神经系统	生命体征变化观察	2						
			意识、瞳孔的观察	2						
			患者肢体活动情况	3						
			疼痛部位、性质、间隔时间	3						
			肌力的评估	2						
			使用镇痛药物的效果评价	3						
		（2）循环系统	监测血压变化	3						
			监测心率的变化	3						
			休克的观察及处置	3						
			皮温、末梢循环情况	3						
			建立静脉通道、遵医嘱用药	3						
			特殊药物效果评价	3						

续表

监管科室______ 监管时间：201 __年__月__日__时 监管人员______责任护士：______						整改时间______	持续监管时间______		
检查项目		检查内容	分值	扣分	监管情况	整改情况	持续改进情况		
							完成	基本完成	未完成
	（3）呼吸系统	按需吸氧，监测血氧饱和度变化	2						
		注意保暖，预防感冒	2						
	（4）消化系统	合理安排日常饮食，增加钙的摄入量	2						
		大便性状的观察，发生便秘的处理	2						
	（5）泌尿系统	出入量平衡	2						
		尿量、尿色的观察及处置	2						
	（6）用药护理	疼痛处置及治疗效果评价	2						
		监测血钙的变化	2						
		观察药物副作用	2						
	（7）皮肤护理	夯实基础护理	2						
		定时协助翻身	2						
		定时协助翻身、安全保护	2						
		根据压疮评分表落实护理措施	2						
		严格床旁交接班	2						

续表

监管科室______ 监管时间：201 __年__月__日__时 监管人员______责任护士：______						整改时间______	持续监管时间______		
检查项目		检查内容	分值	扣分	监管情况	整改情况	持续改进情况		
							完成	基本完成	未完成
	3. 出院指导（4分）	学会监测心率	2						
		定期监测血常规、血生化、甲状腺素水平	2						
	4. 护理记录（3分）	记录及时、准确，无涂改、无空项	3						
	5. 感染控制（9分）	手卫生落实	3						
		垃圾分类处置	3						
		多耐患者处置	3						
结果（5分）	患者结局	无相关并发症发生	5						
总分				护士长签名			监管人员签名		

第十二节 垂体 TSH 肿瘤护理质量评价标准

昆明市延安医院

垂体 TSH 肿瘤护理质量评价标准

监管科室____ 监管时间：201__年__月__日__时 监管人员____责任护士：____ 整改时间____ 持续监管时间____

检查项目	检查内容		分值	扣分	监管情况	整改情况	持续改进情况		
							完成	基本完成	未完成
结构（8 分）	1. 病房环境整洁、安静		2						
	2. 仪器设备管理规范		2						
	3. 腕带颜色与护理级别一致		2						
	4. 指导患者正确采集标本		2						
过程（87 分）	1. 住院评估（10 分）	①自理能力评估	2						
		②压疮评估/皮肤情况评估	2						
		③跌倒/坠床风险评估	2						
		④管路滑脱风险评估	2						
		⑤心理/睡眠评估	2						

续表

监管科室____ 监管时间：201 __年__月__日__时 监管人员____责任护士：____					整改时间____		持续监管时间____		
检查项目	检查内容		分值	扣分	监管情况	整改情况	持续改进情况		
							完成	基本完成	未完成
2. 专科护理常规（55 分）	（1）神经系统	生命体征变化观察	2						
		意识、瞳孔的观察	2						
		脑脊液鼻漏的观察与处理	2						
		视力的观察	2						
		抽搐的处置	2						
		颅内压增高的观察与处置	2						
	（2）循环系统	监测血压的变化	2						
		监测心率的变化	2						
		基础代谢率的评估	2						
		监测体重变化	2						
		快速建立静脉通路，遵医嘱用药	3						
		维持电解质平衡，使用特殊药物的效果评价	2						

续表

监管科室______ 监管时间：201__年__月__日__时 监管人员______责任护士：______							整改时间______	持续监管时间______		
检查项目	检查内容			分值	扣分	监管情况	整改情况	持续改进情况		
								完成	基本完成	未完成
		（3）呼吸系统	按需吸氧，监测血氧饱和度变化	2						
			误吸的处置	2						
		（4）消化系统	呕吐时的体位与处理	2						
			腹痛、腹胀的观察与处理	2						
			体重的监测	2						
		（5）泌尿系统	出入量平衡	2						
			尿量、尿色的观察及处置	2						
		（6）用药护理	掌握甲巯咪唑、β受体阻滞剂的服用时间、用量及用法。	2						
			避免使用含碘消毒剂	2						
			观察药物副作用	2						
		（7）皮肤护理	夯实基础护理	2						
			观察皮肤弹性，了解脱水情况	2						
			视野缺失的保护措施	2						
			根据压疮评分表落实护理措施	2						
			严格床旁交接班	2						

续表

监管科室______ 监管时间：201 __年__月__日__时 监管人员______责任护士：______						整改时间______	持续监管时间______		
检查项目		检查内容	分值	扣分	监管情况	整改情况	持续改进情况		
							完成	基本完成	未完成
	3. 出院指导（10 分）	学会监测心率	2						
		知晓 TSH 分泌异常的表现	2						
		保持环境安静，避免一切刺激	3						
		定期监测甲状腺素水平、垂体 MRI	3						
	4. 护理记录（3 分）	记录及时、准确，无涂改、无空项	3						
	5. 感染控制（9 分）	手卫生落实	3						
		垃圾分类处置	3						
		多耐患者处置	3						
结果（5 分）	患者结局	无相关并发症发生	5						
总　分				护士长签名			监管人员签名		

第十三节 垂体前叶功能减退危象护理质量评价标准

昆明市延安医院

垂体前叶功能减退危象护理质量评价标准

监管科室____ 监管时间：201__年__月__日__时 监管人员____责任护士：____ 整改时间____ 持续监管时间____

检查项目	检查内容		分值	扣分	监管情况	整改情况	持续改进情况		
							完成	基本完成	未完成
结构（8分）	1. 病房环境整洁、安静		2						
	2. 仪器设备管理规范		2						
	3. 腕带颜色与护理级别一致		2						
	4. 指导患者正确采集标本		2						
过程（87分）	1. 住院评估（10分）	①自理能力评估	2						
		②压疮评估/皮肤情况评估	2						
		③跌倒/坠床风险评估	2						
		④管路滑脱风险评估	2						
		⑤心理/睡眠评估	2						

续表

监管科室______ 监管时间：201__年__月__日__时 监管人员______责任护士：______							整改时间______	持续监管时间______		
检查项目	检查内容			分值	扣分	监管情况	整改情况	持续改进情况		
								完成	基本完成	未完成
	2. 专科护理常规（61分）	（1）神经系统	生命体征变化观察	2						
			意识、瞳孔的观察	2						
			视力、视野的评估	3						
			体温的观察及处置	3						
			昏迷的处理	2						
			躁动的处置	2						
			抽搐的护理	3						
		（2）循环系统	血压的监测	2						
			心率的监测	2						
			休克的观察及处置	3						
			体重的监测	3						
			建立静脉通道、遵医嘱用药	3						
			使用特殊药物的效果评价	3						

续表

监管科室______　监管时间：201 __年__月__日__时　监管人员______责任护士：______　整改时间______　持续监管时间______

检查项目		检查内容		分值	扣分	监管情况	整改情况	持续改进情况		
								完成	基本完成	未完成
		(3) 呼吸系统	监测血氧饱和度变化	2						
			识别 CO_2 麻醉，必要时气管插管	2						
		(4) 消化系统	呕吐的观察与处理	2						
			大便性状的观察，发生腹泻的处理	2						
		(5) 泌尿系统	生殖器的评估，是否萎缩	2						
			尿量、尿色的观察及处置	2						
		(6) 用药护理	知晓糖皮质激素、性激素的用法、用量	2						
			禁用麻醉剂、安眠药等	2						
			观察药物副作用	2						
		(7) 皮肤护理	夯实基础护理	2						
			定时协助翻身	2						
			指导患者适当锻炼	2						
			根据压疮评分表落实护理措施	2						
			严格床旁交接班	2						

续表

监管科室＿＿＿ 监管时间：201＿年＿月＿日＿时 监管人员＿＿＿责任护士：＿＿＿						整改时间＿＿＿	持续监管时间＿＿＿		
检查项目		检查内容	分值	扣分	监管情况	整改情况	持续改进情况		
							完成	基本完成	未完成
	3. 出院指导（4分）	学会监测心率	2						
		定期监测钠、钾、甲状腺素水平、OGTT 等	2						
	4. 护理记录（3分）	记录及时、准确，无涂改、无空项	3						
	5. 感染控制（9分）	手卫生落实	3						
		垃圾分类处置	3						
		多耐患者处置	3						
结果（5分）	患者结局	无相关并发症发生	5						
总　分				护士长签名			监管人员签名		

第十四节　假性甲状旁腺功能减退症护理质量评价标准

昆明市延安医院

假性甲状旁腺功能减退症护理质量评价标准

监管科室______　监管时间：201 __年__月__日__时　监管人员______责任护士：______　整改时间______　持续监管时间______

检查项目	检查内容		分值	扣分	监管情况	整改情况	持续改进情况		
							完成	基本完成	未完成
结构（8分）	1. 病房环境整洁、安静		2						
	2. 仪器设备管理规范		2						
	3. 腕带颜色与护理级别一致		2						
	4. 指导患者正确采集标本		2						
过程（87分）	1. 住院评估（10分）	①自理能力评估	2						
		②压疮评估/皮肤情况评估	2						
		③跌倒/坠床风险评估	2						
		④管路滑脱风险评估	2						
		⑤心理/睡眠评估	2						

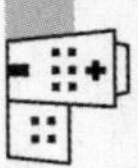

续表

监管科室______ 监管时间：201 __年__月__日__时 监管人员______ 责任护士：______					整改时间______	持续监管时间______		
检查项目	检查内容		分值	扣分	监管情况	整改情况	持续改进情况		
							完成	基本完成	未完成
2. 专科护理常规（61分）	（1）神经系统	生命体征变化观察	2						
		意识、瞳孔的观察	2						
		癫痫的评估	3						
		躁动的护理	3						
		颅内压增高的观察与处理	2						
		肢体活动情况的评估（鹰爪状）	2						
		手足抽搐的处理	3						
	（2）循环系统	监测血压变化	2						
		监测心率、心电图改变	2						
		心衰的观察及处置	3						
		低钙血症的处理	3						
		建立静脉通道、遵医嘱用药	3						
		使用特殊药物的效果评价	3						

续表

监管科室______ 监管时间：201__年__月__日__时 监管人员______ 责任护士：______							整改时间______	持续监管时间______		
检查项目	检查内容			分值	扣分	监管情况	整改情况	持续改进情况		
								完成	基本完成	未完成
		(3) 呼吸系统	监测血氧饱和度变化	2						
			按需吸氧	2						
		(4) 消化系统	腹痛、腹胀的观察与处理	2						
			大便性状的观察，发生便秘的处理	2						
		(5) 泌尿系统	出入量平衡	2						
			尿量、尿色的观察及处置	2						
		(6) 用药护理	合理补充钙剂、维生素 D	2						
			不可随意停药	2						
			观察药物副作用	2						
		(7) 皮肤护理	夯实基础护理	2						
			指、趾甲护理	2						
			指导患者适当锻炼	2						
			根据压疮评分表落实护理措施	2						
			严格床旁交接班	2						

续表

监管科室______ 监管时间：201 __年__月__日__时 监管人员______责任护士：______						整改时间______	持续监管时间______		
检查项目		检查内容	分值	扣分	监管情况	整改情况	持续改进情况		
							完成	基本完成	未完成
	3. 出院指导（4分）	指导限磷饮食	2						
		定期监测血常规、血生化、甲状腺素水平	2						
	4. 护理记录（3分）	记录及时、准确，无涂改、无空项	3						
	5. 感染控制（9分）	手卫生落实	3						
		垃圾分类处置	3						
		多耐患者处置	3						
结果（5分）	患者结局	无相关并发症发生	5						
总　分				护士长签名			监管人员签名		

第十五节　库欣综合征护理质量评价标准

昆明市延安医院

库欣综合征的护理质量评价标准

监管科室______　监管时间：201 __年__月__日__时　监管人员______责任护士：______　整改时间______　持续监管时间______

检查项目	检查内容		分值	扣分	监管情况	整改情况	持续改进情况		
							完成	基本完成	未完成
结构（8分）	1. 病房环境整洁、安静		2						
	2. 仪器设备管理规范		2						
	3. 腕带颜色与护理级别一致		2						
	4. 指导患者正确采集标本		2						
过程（87分）	1. 住院评估（10分）	①自理能力评估	2						
		②压疮评估/皮肤情况评估	2						
		③跌倒/坠床风险评估	2						
		④管路滑脱风险评估	2						
		⑤心理/睡眠评估	2						

续表

监管科室______ 监管时间：201 __年__月__日__时 监管人员______责任护士：______					整改时间______	持续监管时间______		
检查项目	检查内容	分值	扣分	监管情况	整改情况	持续改进情况		
						完成	基本完成	未完成
2. 专科护理常规（57 分）	（1）神经系统 生命体征变化观察	2						
	意识、瞳孔的观察	2						
	肌力的评估	3						
	体温的观察与处理	3						
	躁动与抑郁交替的护理	3						
	疼痛的护理	3						
	（2）循环系统 高血压的处理	2						
	心率的观察	2						
	监测体重	2						
	规范采集动脉血气	2						
	心衰的处理	3						
	维持电解质平衡，使用特殊药物的效果评价	2						

续表

监管科室______ 监管时间：201__年__月__日__时 监管人员______责任护士：______						整改时间______	持续监管时间______		
检查项目	检查内容			分值	扣分	监管情况	整改情况	持续改进情况		
								完成	基本完成	未完成
		(3) 呼吸系统	按需吸氧，监测血氧饱和度变化	2						
			必要时机械辅助通气	2						
		(4) 消化系统	呕吐的体位及处理	2						
			腹胀的观察及处理	2						
		(5) 泌尿系统	维持出入量平衡	2						
			监测电解质浓度，见尿补钾	2						
		(6) 用药护理	掌握激素的用量及用法	2						
			合理应用抗生素	2						
			观察药物副作用	2						
		(7) 皮肤护理	夯实基础护理	2						
			水肿患者抬高双下肢	2						
			指导患者功能锻炼	2						
			根据压疮评分表落实护理措施	2						
			严格床旁交接班	2						

续表

监管科室______ 监管时间：201 __年__月__日__时 监管人员______责任护士：______ 整改时间______ 持续监管时间______									
检查项目		检查内容	分值	扣分	监管情况	整改情况	持续改进情况		
							完成	基本完成	未完成
	3. 出院指导（8 分）	学会监测心率、血压	2						
		知晓利尿剂与补钾注意事项	2						
		低钠、高钾饮食	2						
		定期复查电解质、肾上腺 CT、MRI	2						
	4. 护理记录（3 分）	记录及时、准确、无涂改、无空项	3						
	5. 感染控制（9 分）	手卫生落实	3						
		垃圾分类处置	3						
		多耐患者处置	3						
结果（5 分）	患者结局	无相关并发症发生	5						
总　分				护士长签名			监管人员签名		

第十六节 原发性甲状旁腺功能亢进症护理质量评价标准

昆明市延安医院

原发性甲状旁腺功能亢进症护理质量评价标准

监管科室______ 监管时间：201__年__月__日__时 监管人员______责任护士：______ 整改时间______ 持续监管时间______

检查项目	检查内容		分值	扣分	监管情况	整改情况	持续改进情况		
							完成	基本完成	未完成
结构（8分）	1. 病房环境整洁、安静		2						
	2. 仪器设备管理规范		2						
	3. 腕带颜色与护理级别一致		2						
	4. 指导患者正确采集标本		2						
过程（87分）	1. 住院评估（10分）	①自理能力评估	2						
		②压疮评估/皮肤情况评估	2						
		③跌倒/坠床风险评估	2						
		④管路滑脱风险评估	2						
		⑤心理/睡眠评估	2						

续表

监管科室______ 监管时间：201 __年__月__日__时 监管人员______责任护士：______ 整改时间______ 持续监管时间______

检查项目		检查内容	分值	扣分	监管情况	整改情况	持续改进情况		
							完成	基本完成	未完成
2. 专科护理常规（57分）	（1）神经系统	生命体征变化观察	2						
		意识、瞳孔的观察	2						
		肌力的评估	3						
		言语功能的观察	3						
		躁动的护理	2						
		昏迷的处置	2						
	（2）循环系统	血压的观察	2						
		心率的观察	2						
		心动过缓的处理	2						
		监测体重变化	2						
		快速建立静脉通路，遵医嘱补液	3						
		维持电解质平衡，使用特殊药物的效果评价	2						

续表

监管科室____ 监管时间：201__年__月__日__时 监管人员____ 责任护士：____						整改时间____	持续监管时间____		
检查项目	检查内容			分值	扣分	监管情况	整改情况	持续改进情况		
								完成	基本完成	未完成
		（3）呼吸系统	按需吸氧，监测血氧饱和度变化	2						
			鼻饲者预防误吸	2						
		（4）消化系统	呕吐时的体位与处理	2						
			腹痛、腹胀的观察与处理	2						
			大便性状的观察，发生便秘的处理	2						
		（5）泌尿系统	出入量平衡	2						
			尿量、尿色的观察及处置	2						
		（6）用药护理	掌握降钙素用量及用法	2						
			避免使用含碘消毒剂	2						
			观察药物副作用	2						
		（7）皮肤护理	夯实基础护理	2						
			观察皮肤弹性，了解脱水情况	2						
			骨折或骨畸形的处理	2						
			根据压疮评分表落实护理措施	2						
			严格床旁交接班	2						

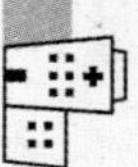

续表

监管科室______ 监管时间：201 __年__月__日__时 监管人员______责任护士：______ 整改时间______ 持续监管时间______

检查项目		检查内容	分值	扣分	监管情况	整改情况	持续改进情况		
							完成	基本完成	未完成
	3. 出院指导（8分）	学会监测心率	2						
		知晓甲旁亢的诱因	2						
		低钙饮食、足量饮水	2						
		定期复查电解质、颈部彩超	2						
	4. 护理记录（3分）	记录及时、准确，无涂改、无空项	3						
	5. 感染控制（9分）	手卫生落实	3						
		垃圾分类处置	3						
		多耐患者处置	3						
结果（5分）	患者结局	无相关并发症发生	5						
总分				护士长签名			监管人员签名		

第十七节 原发性醛固酮增多症护理质量评价标准

昆明市延安医院

原发性醛固酮增多症护理质量评价标准

<table>
<tr><td colspan="6">监管科室______ 监管时间：201 __年__月__日__时 监管人员______责任护士：______</td><td>整改时间______</td><td colspan="3">持续监管时间______</td></tr>
<tr><td rowspan="2">检查项目</td><td rowspan="2" colspan="2">检查内容</td><td rowspan="2">分值</td><td rowspan="2">扣分</td><td rowspan="2">监管情况</td><td rowspan="2">整改情况</td><td colspan="3">持续改进情况</td></tr>
<tr><td>完成</td><td>基本完成</td><td>未完成</td></tr>
<tr><td rowspan="4">结构
（8 分）</td><td colspan="2">1. 病房环境整洁、安静</td><td>2</td><td></td><td></td><td></td><td></td><td></td><td></td></tr>
<tr><td colspan="2">2. 仪器设备管理规范</td><td>2</td><td></td><td></td><td></td><td></td><td></td><td></td></tr>
<tr><td colspan="2">3. 腕带颜色与护理级别一致</td><td>2</td><td></td><td></td><td></td><td></td><td></td><td></td></tr>
<tr><td colspan="2">4. 指导患者正确采集标本</td><td>2</td><td></td><td></td><td></td><td></td><td></td><td></td></tr>
<tr><td rowspan="5">过程
（87 分）</td><td rowspan="5">1. 住院评估
（10 分）</td><td>①自理能力评估</td><td>2</td><td></td><td></td><td></td><td></td><td></td><td></td></tr>
<tr><td>②压疮评估/皮肤情况评估</td><td>2</td><td></td><td></td><td></td><td></td><td></td><td></td></tr>
<tr><td>③跌倒/坠床风险评估</td><td>2</td><td></td><td></td><td></td><td></td><td></td><td></td></tr>
<tr><td>④管路滑脱风险评估</td><td>2</td><td></td><td></td><td></td><td></td><td></td><td></td></tr>
<tr><td>⑤心理/睡眠评估</td><td>2</td><td></td><td></td><td></td><td></td><td></td><td></td></tr>
</table>

续表

监管科室______ 监管时间：201 __年__月__日__时 监管人员______责任护士：______ 整改时间______ 持续监管时间______

检查项目			检查内容	分值	扣分	监管情况	整改情况	持续改进情况		
								完成	基本完成	未完成
	2. 专科护理常规（57 分）	（1）神经系统	生命体征变化观察	2						
			意识、瞳孔的观察	2						
			肌力的评估	3						
			肢体活动的评估	3						
			躁动的护理	3						
			昏迷的处置	3						
		（2）循环系统	高血压的处理	2						
			心率的观察	2						
			发生室颤的处理	2						
			规范采集动脉血气	2						
			快速建立静脉通路，遵医嘱补液	3						
			维持电解质平衡，使用特殊药物的效果评价	2						

续表

监管科室______ 监管时间：201__年__月__日__时 监管人员______ 责任护士：______ 整改时间______ 持续监管时间______

检查项目	检查内容		分值	扣分	监管情况	整改情况	持续改进情况		
							完成	基本完成	未完成
	(3) 呼吸系统	按需吸氧，监测血氧饱和度变化	2						
		必要时机械辅助通气	2						
	(4) 消化系统	吞咽困难的处理	2						
		大便性状的观察，发生便秘的处理	2						
	(5) 泌尿系统	维持出入量平衡	2						
		尿量、尿色的观察及处置	2						
	(6) 用药护理	掌握糖皮质激素用量及用法	2						
		避免使用含碘消毒剂	2						
		观察药物副作用	2						
	(7) 皮肤护理	夯实基础护理	2						
		肌无力者定时翻身	2						
		指导患者功能锻炼	2						
		根据压疮评分表落实护理措施	2						
		严格床旁交接班	2						

续表

<table>
<tr><td colspan="3">监管科室______ 监管时间：201 __年__月__日__时 监管人员______责任护士：______</td><td colspan="3"></td><td>整改时间______</td><td colspan="3">持续监管时间______</td></tr>
<tr><td rowspan="2">检查项目</td><td colspan="2" rowspan="2">检查内容</td><td rowspan="2">分值</td><td rowspan="2">扣分</td><td rowspan="2">监管情况</td><td rowspan="2">整改情况</td><td colspan="3">持续改进情况</td></tr>
<tr><td>完成</td><td>基本完成</td><td>未完成</td></tr>
<tr><td rowspan="8"></td><td rowspan="4">3. 出院指导（8 分）</td><td>学会监测心率、血压</td><td>2</td><td></td><td></td><td></td><td></td><td></td><td></td></tr>
<tr><td>知晓利尿剂与补钾注意事项</td><td>2</td><td></td><td></td><td></td><td></td><td></td><td></td></tr>
<tr><td>低盐饮食</td><td>2</td><td></td><td></td><td></td><td></td><td></td><td></td></tr>
<tr><td>定期复查电解质、肾上腺 CT</td><td>2</td><td></td><td></td><td></td><td></td><td></td><td></td></tr>
<tr><td>4. 护理记录（3 分）</td><td>记录及时、准确，无涂改、无空项</td><td>3</td><td></td><td></td><td></td><td></td><td></td><td></td></tr>
<tr><td rowspan="3">5. 感染控制（9 分）</td><td>手卫生落实</td><td>3</td><td></td><td></td><td></td><td></td><td></td><td></td></tr>
<tr><td>垃圾分类处置</td><td>3</td><td></td><td></td><td></td><td></td><td></td><td></td></tr>
<tr><td>多耐患者处置</td><td>3</td><td></td><td></td><td></td><td></td><td></td><td></td></tr>
<tr><td>结果（5 分）</td><td>患者结局</td><td>无相关并发症发生</td><td>5</td><td></td><td></td><td></td><td></td><td></td><td></td></tr>
<tr><td colspan="3">总　分</td><td></td><td colspan="3">护士长签名</td><td colspan="3">监管人员签名</td></tr>
</table>

参考文献

[1] 王丽，刘雪莲，金艳．神经外科专科护理服务能力与管理能力．沈阳：辽宁科学技术出版社，2019.
[2] 那竹惠，陈文敏，蒋丽虹．心脏大血管外科护理全过程质量控制手册．北京：军事医学科学出版社，2015.
[3] 孙红，李春燕．重症医学科护士规范操作指南．北京：中国医药科技出版社，2016.
[4] 黄英，王媛，刘雪莲．急诊医学科护理工作指引．沈阳：辽宁科学技术出版社，2017.
[5] 吴欣娟，董颖越．内分泌科护理工作指南．北京：人民卫生出版社，2015.
[6] 刑小平．内分泌科诊疗常规．北京：中国医药科技版社，2013.
[7] 陆菊明．内分泌系统疾病病案分析．北京：科学出版社，2015.
[8] 陈加仑．临床内分泌学．上海：上海科学技术出版社，2011.
[9] 李小寒，尚少梅．基础护理学．北京：人民卫生出版社，2013.
[10] 陈利芬，陈守珍．专科护理常规．广州：广东科技出版社，2013.
[11] 李艳，黄英，蒋丽虹．重症医学科护理全过程质量控制手册．北京：军事医学科学出版社，2015.
[12] 刘雪莲，晏圆婷，蒋丽虹．护理质量与安全全过程质量控制手册．北京：军事医学科学出版社，2015.
[13] 余学锋．内分泌代谢疾病诊断指南．北京：科学出版社，2013.
[14] 胡敏，朱京慈．内科护理学．北京：人民卫生出版社，2012.
[15] 尤黎明，吴瑛．内科护理学．北京：人民卫生出版社，2006.
[16] 葛均波，徐永健，王辰．内科学．北京：人民卫生出版社，2018
[18] 董颖越．北京协和医院内分泌科护理工作指南［M］北京：人民卫生出版社，2016.

[19] 袁丽. 内分泌科护理手册. 北京：科学出版社，2011.
[20] 吴欣娟. 实用内分泌科护理及技术. 北京：科学出版社，2008.
[21] 葛艳红 张玥. 实用内分泌科护理手册. 北京：化学工业出版社，2019.
[22] 陈伟菊. 内分泌科临床护理思维与实践. 北京：人民卫生出版社，2013.